INRAD

Casos Clínicos

INRAD

Casos Clínicos

volume 2

InRad
HC-FMUSP

Editor da Série

Giovanni Guido Cerri
Professor Titular do Departamento de Radiologia da
Faculdade de Medicina da Universidade de São Paulo (FMUSP)
Diretor do Instituto de Radiologia (InRad) do
Hospital das Clínicas da Faculdade de Medicina da Universidade de São Paulo (HC – FMUSP)

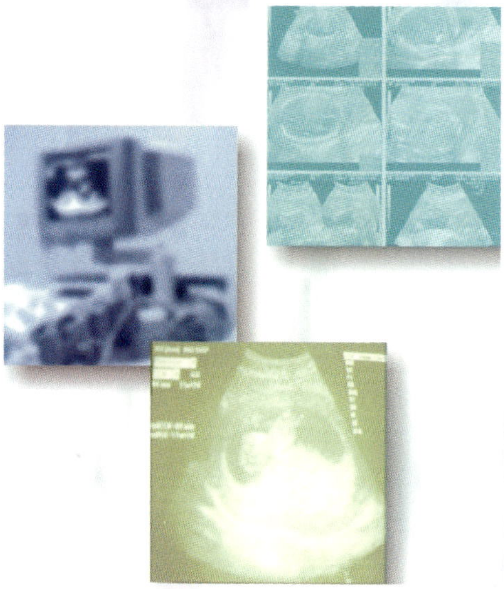

Editores

Cláudia da Costa Leite
Chefe do Setor de Neuroimagem do Departamento de Radiologia do
Hospital das Clínicas da Faculdade de Medicina da Universidade de São Paulo (HC – FMUSP)

Danillo Cunha Loula
Médico-Preceptor do Departamento de Radiologia do
Hospital das Clínicas da Faculdade de Medicina da Universidade de São Paulo (HC – FMUSP)

Eloísa Maria Mello Santiago Gebrim
Chefe do Setor de Imagem de Cabeça e Pescoço do Departamento de Radiologia do
Hospital das Clínicas da Faculdade de Medicina da Universidade de São Paulo (HC – FMUSP)

Francisco Cesar Carnevale
Chefe do Setor de Radiologia Intervencionista Vascular de Radiologia do
Hospital das Clínicas da Faculdade de Medicina da Universidade de São Paulo (HC – FMUSP)

Hye Ju Lee
Médica-Preceptora do Departamento de Radiologia do
Hospital das Clínicas da Faculdade de Medicina da Universidade de São Paulo (HC – FMUSP)

Luiz Antonio Nunes de Oliveira
Chefe do Serviço de Diagnóstico por Imagem do Instituto da Criança do
Hospital das Clínicas da Faculdade de Medicina da Universidade de São Paulo (HC – FMUSP)

Manoel de Souza Rocha
Chefe do Setor de Medicina Interna do Departamento de Radiologia do
Hospital das Clínicas da Faculdade de Medicina da Universidade de São Paulo (HC – FMUSP)

Marcelo Bordalo Rodrigues
Médico-Assistente do Instituto de Radiologia (InRad) do
Hospital das Clínicas da Faculdade de Medicina da Universidade de São Paulo (HC – FMUSP)

Marcelo Buarque de Gusmão Funari
Chefe do Setor de Imagem do Tórax do Departamento de Radiologia do
Hospital das Clínicas da Faculdade de Medicina da Universidade de São Paulo (HC – FMUSP)

Maria Cristina Chammas
Chefe do Setor de Ultra-Sonografia do Departamento de Radiologia do
Hospital das Clínicas da Faculdade de Medicina da Universidade de São Paulo (HC – FMUSP)

REVINTER

INRAD – Casos Clínicos
Volume 2

ISBN 978-85-372-0230-2

Contato com os autores:
precepa@yahoo.com.br

Livraria e Editora REVINTER Ltda.
Rua do Matoso, 170 – Tijuca
20270-135 – Rio de Janeiro – RJ
Tel.: (21) 2563-9700 – Fax: (21) 2563-9701
livraria@revinter.com.br – www.revinter.com.b

APRESENTAÇÃO

O segundo volume da Série *INRAD – Casos Clínicos* é a continuação do projeto do INRAD de divulgar e auxiliar na formação dos profissionais da área radiológica.

Foi mantido o formato do primeiro volume, com base na coletânea de casos proveitosos do ponto de vista didático e prático, que acrescentam muito à vivência radiológica.

Cada caso é apresentado sob a forma de uma história clínica sucinta, acompanhada das principais imagens do caso que, em um segundo momento, são discutidas por grandes especialistas na área.

Novamente, a elaboração do livro contou com a participação de toda a equipe médica do Instituto de Radiologia, incluindo seus assistentes, residentes e preceptores, sob a inestimável supervisão dos chefes de cada grupo. A todos os envolvidos, o nosso agradecimento.

Desejamos continuar auxiliando na formação e no aprimoramento dos colegas médicos.

Agradecemos à Editora Revinter, pela dedicação na elaboração desta obra.

No prefácio do primeiro volume de *INRAD – Casos Clínicos* afirmamos que "a Radiologia é uma arte que se desenvolve pela prática"; agora, neste novo volume, acrescentamos que esta prática deve ter um caráter contínuo, com vistas ao aprimoramento técnico-científico de cada radiologista. É com intuito de contribuir com a continuidade do aperfeiçoamento pessoal, que continuamos com o segundo volume da Série *INRAD – Casos Clínicos*. Manteve-se a estrutura original do livro, que traz, em um primeiro momento, as imagens-chave de cada caso sem o diagnóstico, para estimular o raciocínio clínico-radiológico dos leitores frente ao caso, e, em um segundo momento, o diagnóstico e a discussão de cada caso, sempre de forma clara e didática, visando estimular a prática da arte do raciocínio radiológico.

Foi muito gratificante para o INRAD o resultado do primeiro volume, pois ficamos felizes com o retorno que tivemos e com a impressão de que conseguimos repassar aos colegas uma parte da nossa experiência e novos conhecimentos adquiridos ao longo do tempo; além do excelente acabamento dado à obra pela Editora Revinter, que nos felicitou sobremaneira.

Agora, são 26 desafios diagnosticados nos variados sistemas orgânicos, compreendendo todos os principais métodos diagnósticos atuais, bem como mostrando a interação e sinergia deles com vistas ao diagnóstico. As discussões mantêm seu alto nível, sem prejuízo da objetividade e preservando seu escopo inicial de sempre acrescentar informações úteis à prática radiológica diária.

Este volume segue como fruto de um esforço conjunto dos seus residentes, preceptores, assistentes, supervisores e chefes de grupo. Todos muito satisfeitos com o resultado do livro e ansiosos pela resposta dos estudiosos à publicação.

Sinceramente, esperamos ajudar os estudiosos com o crescimento profissional na Radiologia e convidamos todos a nos auxiliar com críticas e sugestões na elaboração dos próximos livros da série.

Os Editores

EDITOR DA SÉRIE

Giovanni Guido Cerri
Professor Titular do Departamento de Radiologia da Faculdade de Medicina da Universidade de São Paulo (FMUSP)
Diretor do Instituto de Radiologia (InRad) do Hospital das Clínicas da Faculdade de Medicina da Universidade de São Paulo (HC – FMUSP)

EDITORES

Cláudia da Costa Leite
Chefe do Setor de Neuroimagem do Departamento de Radiologia do Hospital das Clínicas da Faculdade de Medicina da Universidade de São Paulo (HC – FMUSP)

Danillo Cunha Loula
Médico-Preceptor do Departamento de Radiologia do Hospital das Clínicas da Faculdade de Medicina da Universidade de São Paulo (HC – FMUSP)

Eloísa Maria Mello Santiago Gebrim
Chefe do Setor de Imagem de Cabeça e Pescoço do Departamento de Radiologia do Hospital das Clínicas da Faculdade de Medicina da Universidade de São Paulo (HC – FMUSP)

Francisco Cesar Carnevale
Chefe do Setor de Radiologia Intervencionista Vascular de Radiologia do Hospital das Clínicas da Faculdade de Medicina da Universidade de São Paulo (HC – FMUSP)

Hye Ju Lee
Médica-Preceptora do Departamento de Radiologia do Hospital das Clínicas da Faculdade de Medicina da Universidade de São Paulo (HC – FMUSP)

Luiz Antonio Nunes de Oliveira
Chefe do Serviço de Diagnóstico por Imagem do Instituto da Criança do Hospital das Clínicas da Faculdade de Medicina da Universidade de São Paulo (HC – FMUSP)

Manoel de Souza Rocha
Chefe do Setor de Medicina Interna do Departamento de Radiologia do Hospital das Clínicas da Faculdade de Medicina da Universidade de São Paulo (HC – FMUSP)

Marcelo Bordalo Rodrigues
Médico-Assistente do Instituto de Radiologia (InRad) do Hospital das Clínicas da Faculdade de Medicina da Universidade de São Paulo (HC – FMUSP)

Marcelo Buarque de Gusmão Funari
Chefe do Setor de Imagem do Tórax do Departamento de Radiologia do Hospital das Clínicas da Faculdade de Medicina da Universidade de São Paulo (HC – FMUSP)

Maria Cristina Chammas
Chefe do Setor de Ultra-Sonografia do Departamento de Radiologia do Hospital das Clínicas da Faculdade de Medicina da Universidade de São Paulo (HC – FMUSP)

COLABORADORES

Alexandre Castilho Valim
Médico-Residente do InRad do Hospital das Clínicas da FMUSP

André Maltez Amaral
Médico-Residente do InRad do Hospital das Clínicas da FMUSP

Andrei Skromov de Albuquerque
Médico-Residente do InRad do Hospital das Clínicas da FMUSP

Cássia Franco Tridente
Médica-Residente do InRad do Hospital das Clínicas da FMUSP

Ceci Obara Kurimori
Médica-Residente do InRad do Hospital das Clínicas da FMUSP

Daniella Ferraro Fernandes Costa
Médica-Residente do InRad do Hospital das Clínicas da FMUSP

Eduardo Noda Kihara Filho
Médico-Residente do InRad do Hospital das Clínicas da FMUSP

Fabrício Stewan Feltrin
Médico-Residente do InRad do Hospital das Clínicas da FMUSP

Fernando Ide Yamauchi
Médico-Residente do InRad do Hospital das Clínicas da FMUSP

Gabriela Bonafe Grinberg
Médica-Residente do InRad do Hospital das Clínicas da FMUSP

Gustavo Borges da Silva Teles
Médico-Residente do InRad do Hospital das Clínicas da FMUSP

Hamilton Shoji
Médico-Residente do InRad do Hospital das Clínicas da FMUSP

Joaquim Maurício da Motta Leal Filho
Médico-Estagiário do InRad do Hospital das Clínicas da FMUSP

Laércio Castilho Lopes Neto
Médico-Residente do InRad do Hospital das Clínicas da FMUSP

Larissa Muramoto Yano
Médica-Residente do InRad do Hospital das Clínicas da FMUSP

Leandro Hideki Otani
Médico-Residente do InRad do Hospital das Clínicas da FMUSP

Luciana Cristina Pasquini Raiza
Médica-Residente do InRad do Hospital das Clínicas da FMUSP

Marcelo Campos Barbetta
Médico-Residente do InRad do Hospital das Clínicas da FMUSP

Marcelo Luís Teixeira Kobayashi
Médico-Residente do InRad do Hospital das Clínicas da FMUSP

Patrícia Akissue de Camargo Teixeira
Médica-Residente do InRad do Hospital das Clínicas da FMUSP

Rodrigo Sampaio Chiarantano
Médico-Residente do InRad do Hospital das Clínicas da FMUSP

Tahan Rivas Tirapani
Médico-Residente do InRad do Hospital das Clínicas da FMUSP

NEURORRADIOLOGIA

CABEÇA E PESCOÇO

TÓRAX

ABDOME

RADIOLOGIA INTERVENCIONISTA

MUSCULOESQUELÉTICO

INRAD

Casos Clínicos

INRAD

Neurorradiologia

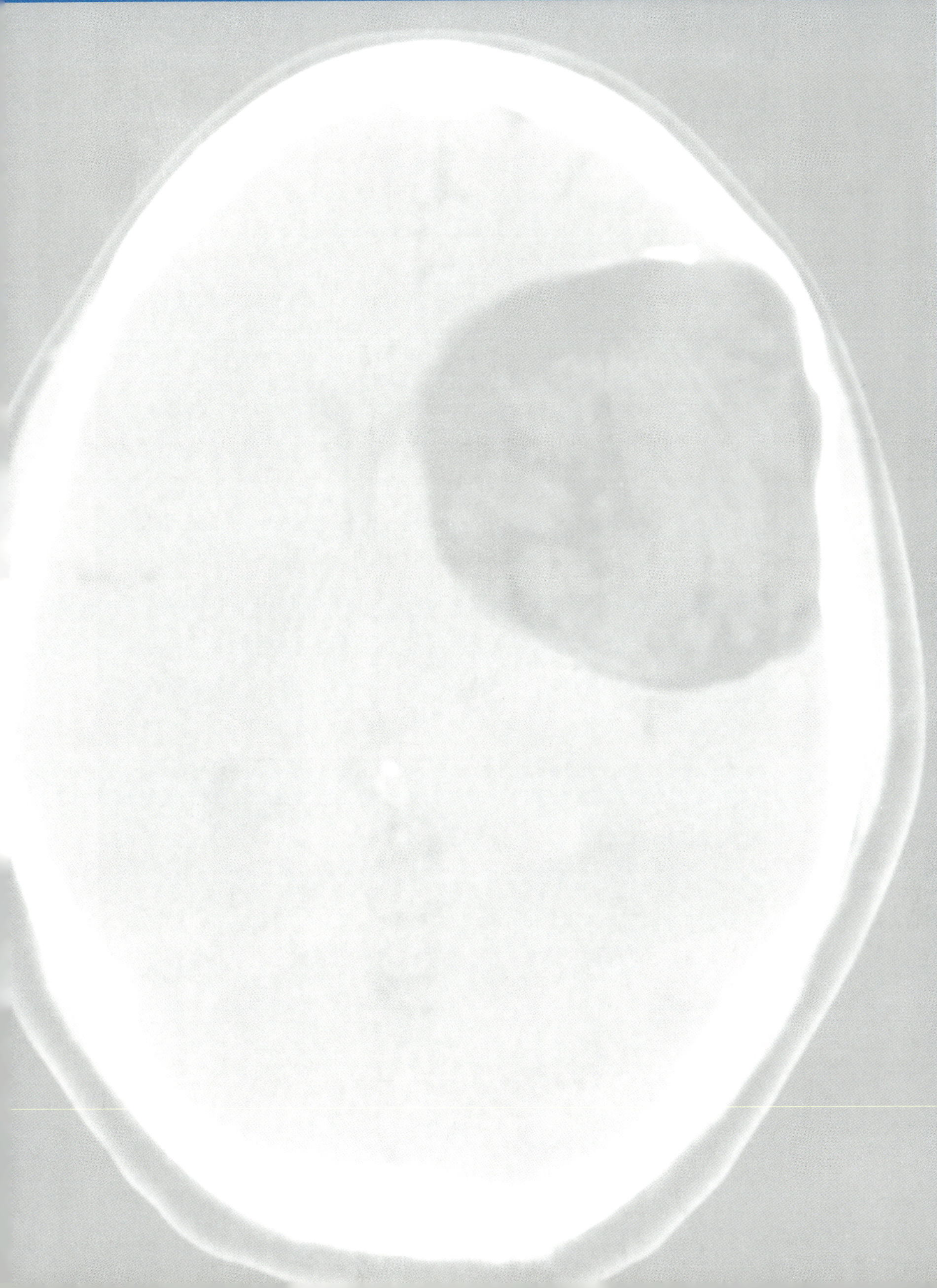

Fernando Ide Yamauchi

QUADRO CLÍNICO

Paciente A.S.N.S., sexo feminino, 33 anos, previamente hígida apresentou cefaléia holocraniana há 1 semana, com piora progressiva da intensidade. Uso de anticoncepcionais há 1 mês. Resumo do exame físico: papiledema bilateral.

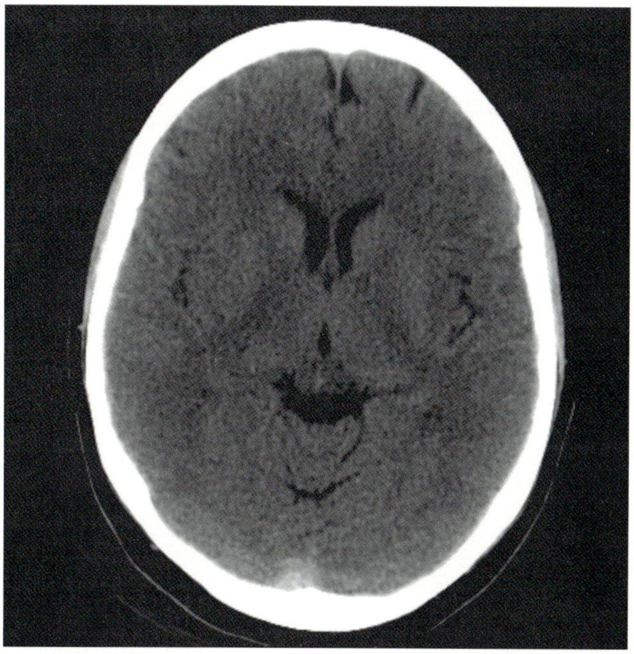

Fig. 1-1. TC de crânio sem contraste.

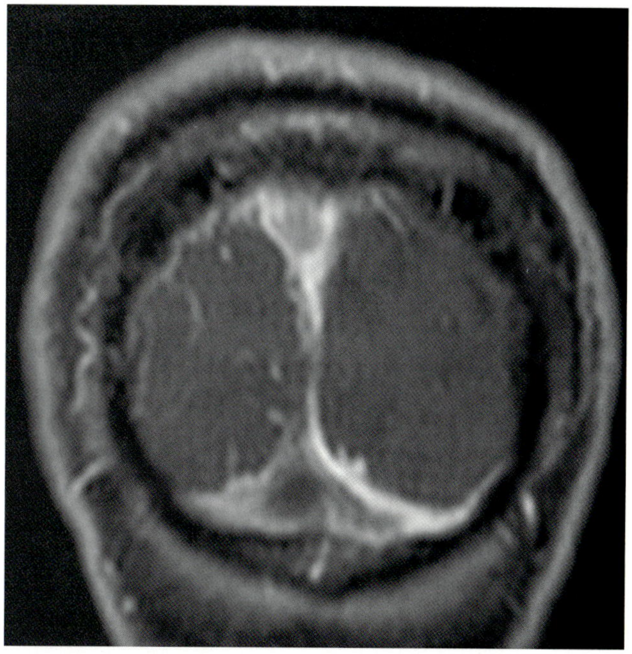

Fig. 1-2. RM em seqüência T1 pós-contraste coronal.

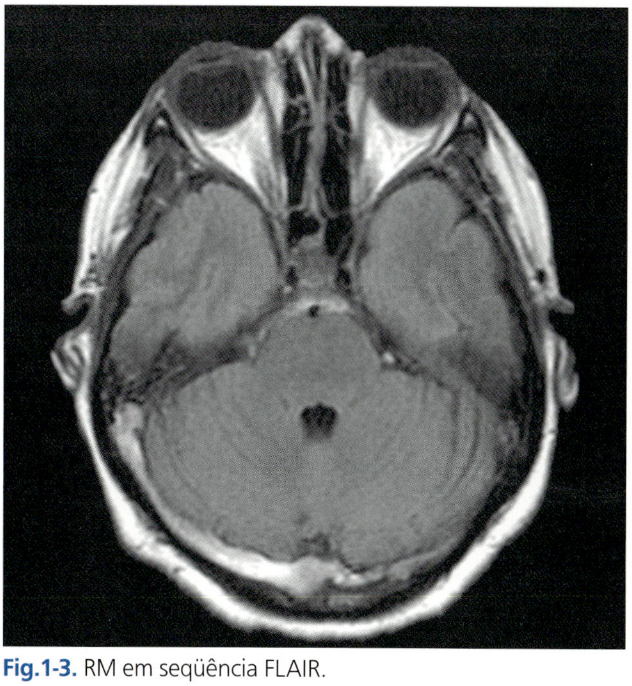

Fig.1-3. RM em seqüência FLAIR.

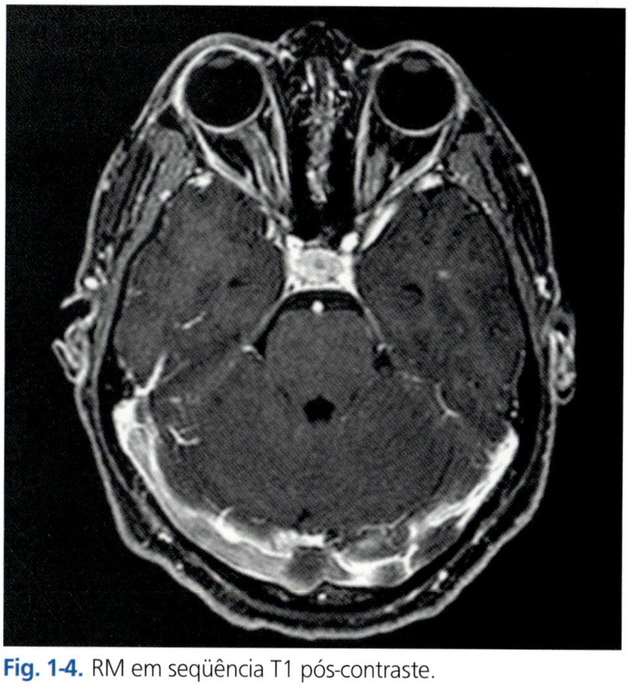

Fig. 1-4. RM em seqüência T1 pós-contraste.

CASO 1

Fernando Ide Yamauchi

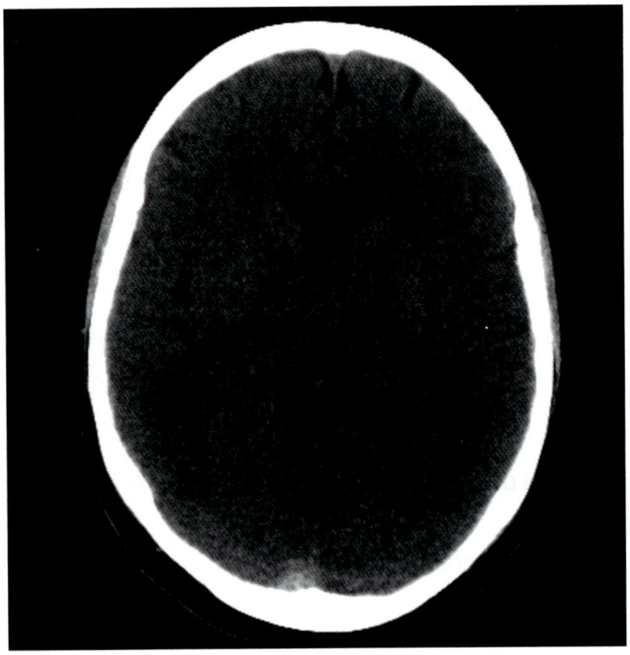

Fig. 1-1. TC de crânio sem contraste evidenciando hiperatenuação na região do seio transverso direito.

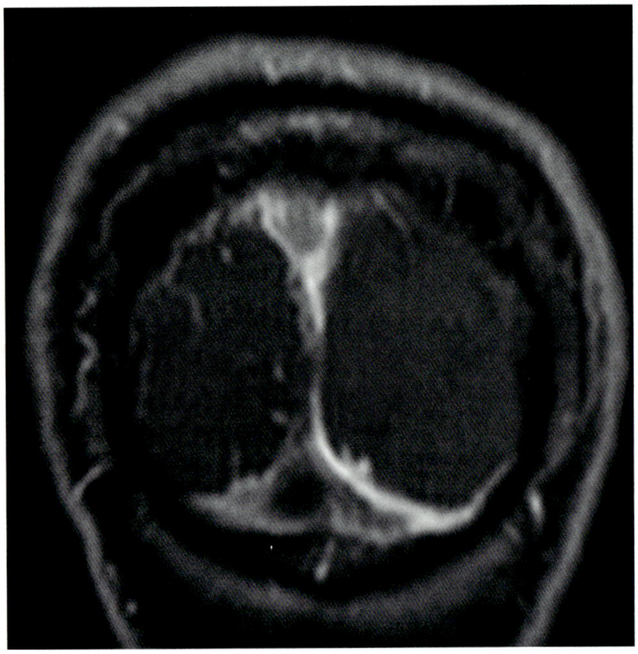

Fig. 1-2. RM em seqüência T1 coronal pós-contraste com falha de enchimento nos seios transversos e sagital superior.

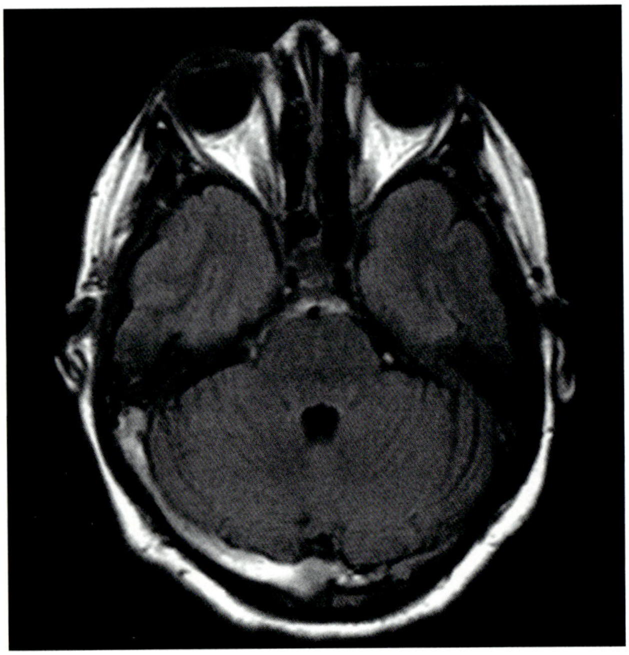

Fig. 1-3. RM em seqüência FLAIR demonstrando hipersinal nos seios transversos, mais evidente à direita.

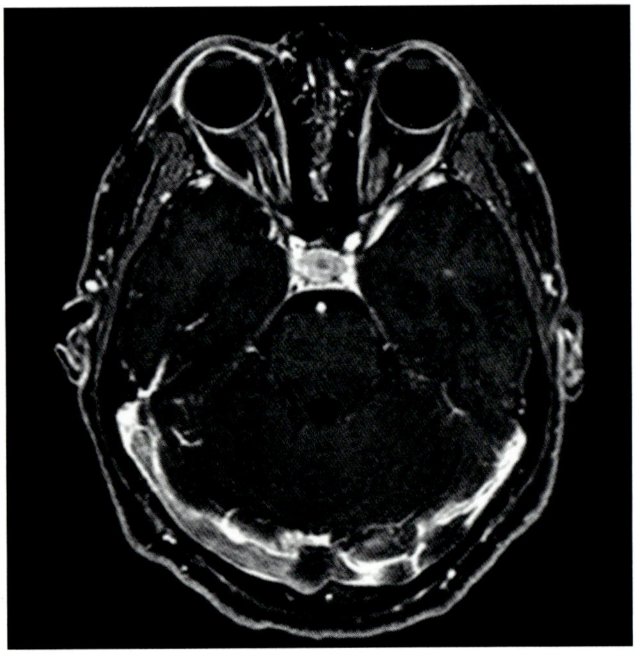

Fig. 1-4. RM em seqüência T1 pós-contraste evidenciando impregnação marginal, com falha de enchimento nos seios transversos.

DIAGNÓSTICO

Trombose venosa cerebral.

INCIDÊNCIA E FATORES ETIOLÓGICOS

A trombose venosa cerebral é um evento raro, com incidência estimada em 1 a 7 casos a cada milhão por ano. Geralmente há um fator causal predisponente para o quadro, quer seja local, como trauma, infecções da mastóide ou invasão neoplásica, quer seja sistêmico, como uso de anticoncepcionais orais, deficiência de proteína S ou C e outros estados de hipercoagulabilidade, como o período periparto. Ainda assim, em até 25% dos casos não se define um fator etiológico para o evento.

Quanto à distribuição da trombose pelos seios, encontra-se a seguinte porcentagem em ordem decrescente: seio sagital superior (62%), seio transverso (44%), seio reto (18%) e sistema venoso profundo (10%).

QUADRO CLÍNICO

O quadro clínico é bem variado, dependendo de fatores como a área acometida e sua extensão, assim como a presença de veias colaterais. O sintoma mais comum é a cefaléia (75-95% dos casos), podendo ocorrer também déficits neurológicos, geralmente em pacientes com alterações parenquimatosas, e convulsões. A hipertensão intracraniana se desenvolve em 20-40% dos casos. Por isso esta situação deve ser excluída em pacientes com sintomas neurológicos complexos.

Diferentemente do acidente vascular cerebral (AVC) arterial, a apresentação clínica é variável, podendo ser aguda (menos de 2 dias), representando 30% dos casos; subaguda (de 2 a 30 dias), representando cerca de metade dos casos; e crônica, quando o tempo de evolução é superior a 30 dias, correspondendo a 20% dos casos. Tais aspectos de evolução traduzem diferentes sinais do trombo na ressonância magnética (RM).

FISIOPATOLOGIA

A formação de um trombo no interior do sistema venoso, qualquer que seja o fator predisponente, faz com que ocorra um aumento da pressão neste sistema, além de dificultar a reabsorção liquórica. De acordo com a área afetada e sua extensão, além da presença de colaterais, pode ocorrer perpetuação destes mecanismos, levando a um regime de hipertensão intracraniana e culminando com três tipos de injúria: edema vasogênico, edema citotóxico e hemorragia.

ACHADOS RADIOLÓGICOS

Na tomografia computadorizada (TC) sem contraste pode-se observar um cordão hiperatenuante no seio trombosado, embora isso ocorra em somente 25% dos casos.

Após a injeção do meio de contraste endovenoso, pode-se observar o sinal clássico do delta vazio, que representa o trombo no interior do seio afetado circundado pelo seio contrastado.

Na RM sem contraste, o achado mais comum é a ausência de *flow-voids* no seio afetado. O sinal do trombo varia de acordo com a fase da trombose venosa. Nas seqüências pós-contraste, evidencia-se impregnação marginal do seio pelo contraste, sem preenchimento da luz.

As alterações parenquimatosas ocorrem em cerca de 57% dos pacientes, sendo mais bem visualizadas na RM, em diferentes seqüências.

Na difusão, aparecem como áreas de hipersinal, com hipo ou hipersinal no mapa dos coeficientes de difusão aparente (CDA) sugestivos de edema citotóxico ou vasogênico, respectivamente. Os pacientes com valores diminuídos no mapa CDA mais freqüentemente evoluem com seqüelas.

Pode ocorrer também quebra da barreira hematencefálica, caracterizada por áreas de realce pós-contraste.

TRATAMENTO

O tratamento consiste basicamente em anticoagulação sistêmica, a qual pode ser iniciada mesmo que tardiamente. Não há relação entre a extensão da recanalização e o desfecho clínico.

Há relatos de casos de trombólise local/trombectomia em pacientes sem melhora com a terapia inicial, ou com apresentação grave de entrada (hemorragia, trombose do sistema venoso profundo, infecção do sistema nervoso central [SNC]).

LEITURAS RECOMENDADAS

Leach JL, Fortuna RB, Jones BV, Gaskill-Shipley MF. Imaging of cerebral venous thrombosis: current techniques, spectrum of findings, and diagnostic pitfalls. *RadioGraphics* 2006;26:S19-S43.

Rodallec MH, Krainik A, Feydy A *et al.* Cerebral venous thrombosis and multidetector CT angiography: tips and tricks. *RadioGraphics* 2006;26:S5-S18.

MINHAS ANOTAÇÕES

QUADRO CLÍNICO

Paciente de 2 anos, sexo feminino, evoluindo com irritabilidade, vômitos cíclicos e dificuldade em manter-se de pé há 1 mês. Antecedente de infecção das veias aéreas superiores (IVAS) há 15 dias. Ao exame físico identificaram-se alterações compatíveis com síndromes cerebelar, piramidal e psíquica. Exame oftalmológico, incluindo fundo de olho, normal.

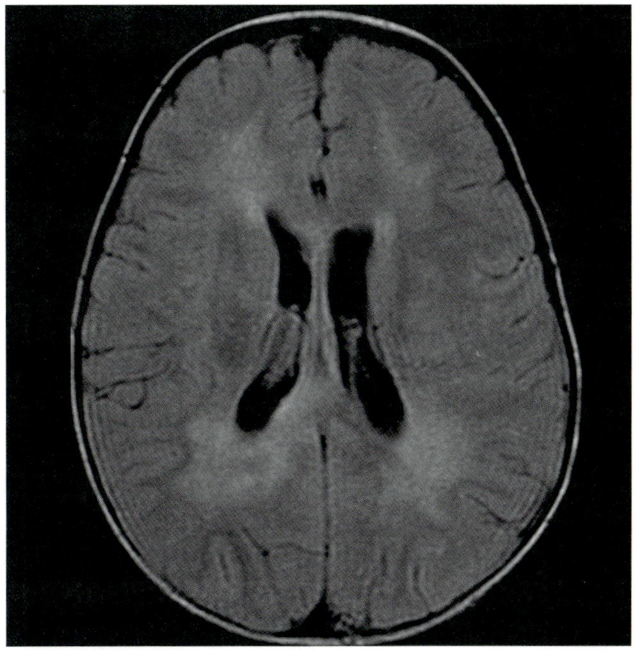

Fig. 2-1. RM – imagem axial em FLAIR.

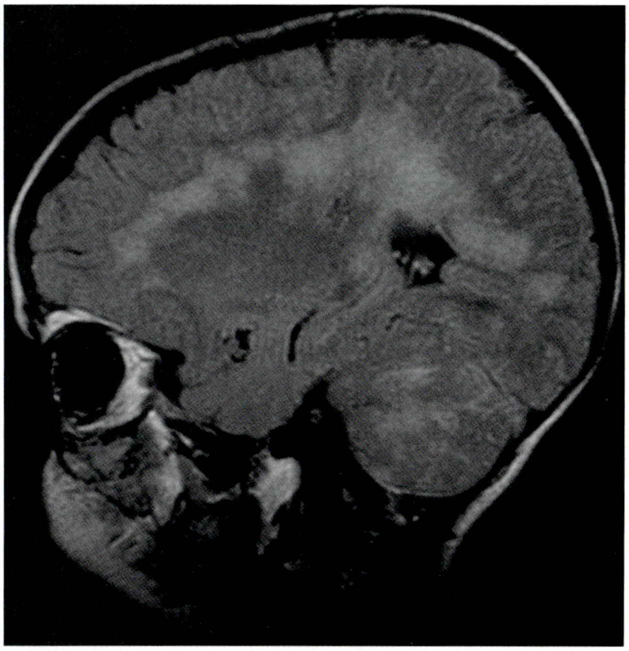

Fig. 2-2. RM – imagem sagital em FLAIR.

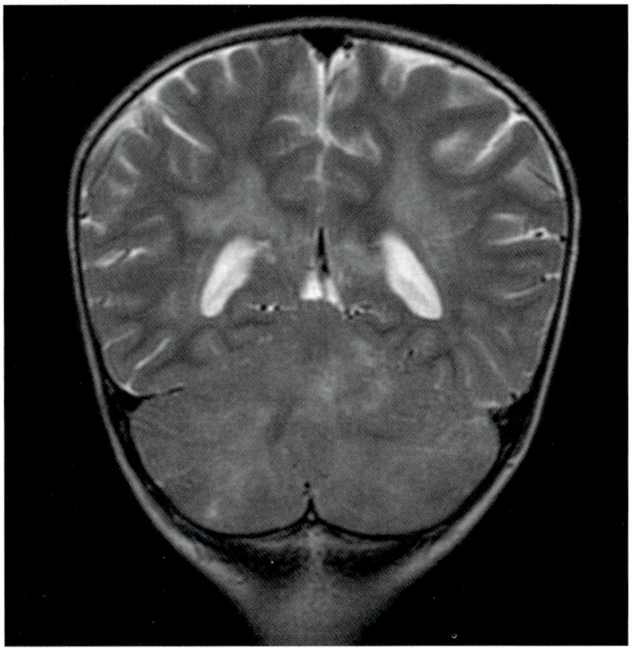

Fig. 2-3. RM – imagem coronal ponderada em T2.

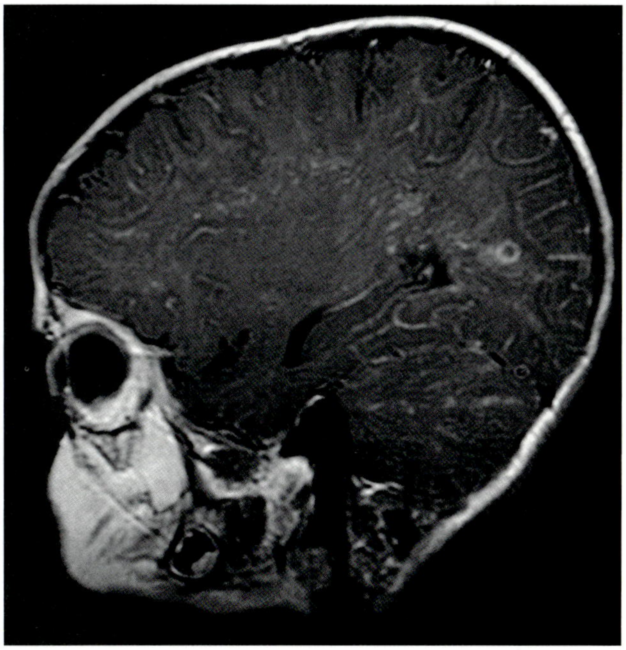

Fig. 2-4. RM – imagem sagital ponderada em T1 pós-Gd.

CASO 2

Tahan Rivas Tirapani

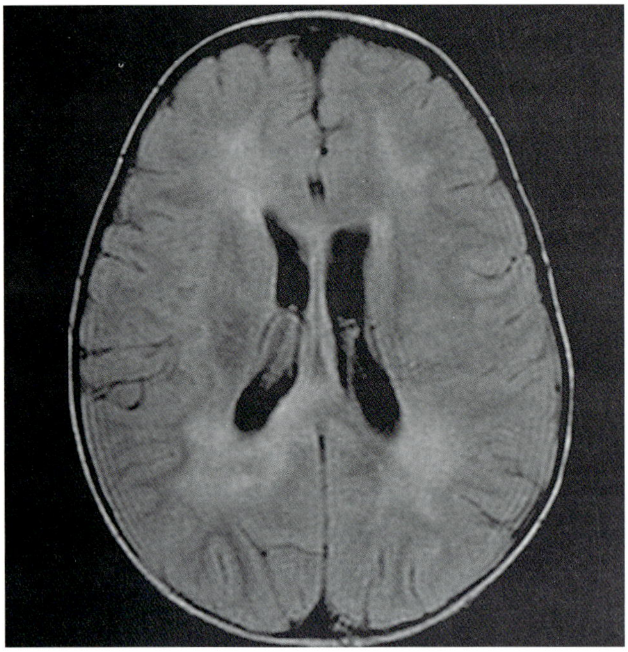

Fig. 2-1. Imagem axial em FLAIR demonstra áreas de hipersinal acometendo a substância branca profunda e periventricular, poupando as fibras em "U".

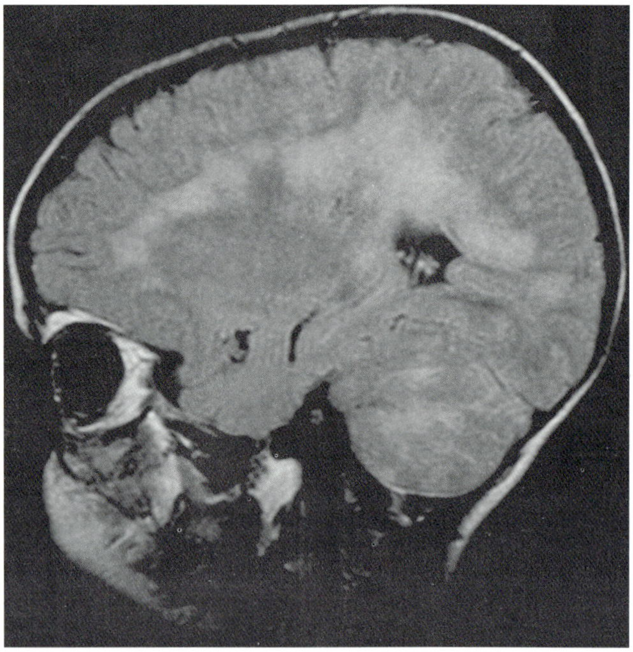

Fig. 2-2. Imagem sagital em FLAIR demonstra extensas áreas de hipersinal acometendo a substância branca supra e infratentorial.

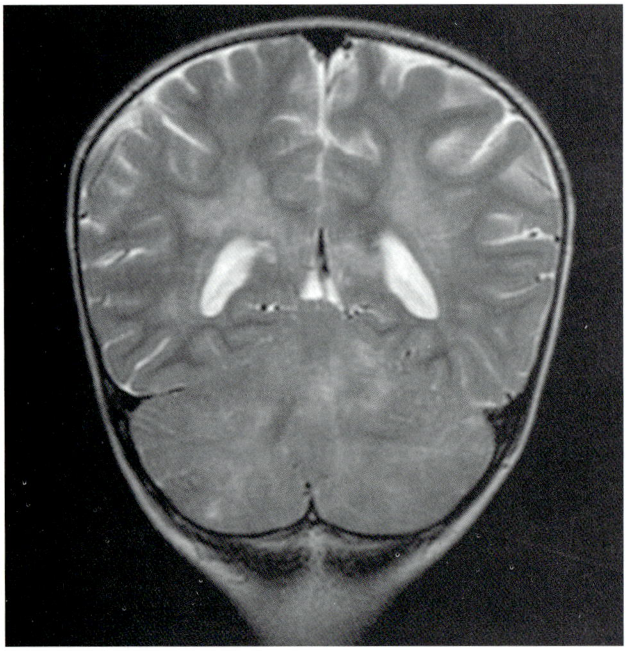

Fig. 2-3. Imagem coronal ponderada em T2 também demonstra extensas áreas de hipersinal acometendo a substância branca supra e infratentorial.

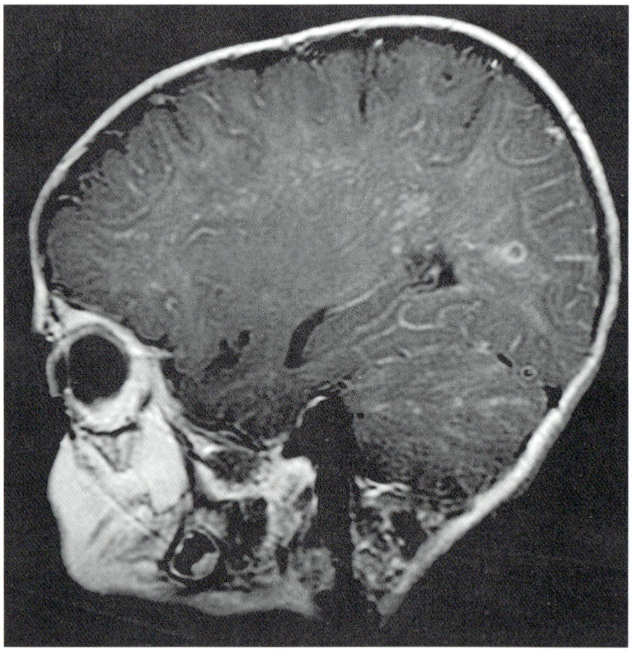

Fig. 2-4. Imagem sagital ponderada em T1 pós-Gd demonstra pequenos focos de hipersinal acometendo a substância branca profunda e lesão nodular parietoccipital com realce anelar.

DIAGNÓSTICO

Encefalomielite disseminada aguda (ADEM).

DEFINIÇÃO DA DOENÇA

Doença desmielinizante aguda do sistema nervoso central (SNC) com evolução tipicamente monofásica e relacionada temporalmente com infecção viral ou vacinação prévia (50-75% casos). Acomete com maior freqüência a faixa etária pediátrica.

ASPECTOS ANATOMOPATOLÓGICOS

Na fase aguda observam-se edema perivenular, desmielinização exclusivamente perivascular e infiltração de macrófagos e linfócitos, com relativa preservação axonal.

As fases mais tardias se caracterizam por gliose perivascular e hiperplasia de astrócitos.

ASPECTOS CLÍNICOS E LABORATORIAIS

A apresentação clínica é amplamente variável e os sintomas são determinados pela localização das lesões no SNC. A maioria dos pacientes desenvolve sinais e sintomas com evolução subaguda, sendo os mais freqüentes: liberação piramidal, hemiplegia aguda, ataxia, paralisia de nervos cranianos e perda visual decorrente de neurite óptica. Sempre há alteração do nível de consciência, variando de letargia a coma.

A análise do líquido cefalorraquidiano (LCR), parte importante da avaliação diagnóstica de pacientes com sintomas neurológicos inespecíficos, principalmente para afastar quadro de meningoencefalite infecciosa, pode apresentar pleocitose linfocítica inespecífica e elevação dos níveis de albumina. Bandas oligoclonais tipicamente estão ausentes; quando presentes, são transitórias e aparecem com freqüência média de 12,5%.

Apesar da apresentação muitas vezes grave e polissintomática, o prognóstico é favorável, com recuperação geralmente completa entre 1 e 6 meses na maioria dos casos.

ACHADOS DE IMAGEM

A tomografia computadorizada (TC) do crânio geralmente não apresenta alterações, a menos que grandes lesões estejam presentes.

O método de escolha para a avaliação destes casos é a ressonância magnética (RM), e seus achados incluem múltiplas áreas de hipersinal nas imagens ponderadas em T2 e *fluid atenuation inversion recovery* (FLAIR), mal definidas e de distribuição assimétrica. Realce pelo meio de contraste é variável, mas quando presente envolve a maioria das lesões simultaneamente.

Nos casos típicos observa-se acometimento das substâncias branca (subcortical e profunda mais freqüentemente que periventricular) e cinzenta profunda (tálamos e gânglios da base). Em 30% dos casos há envolvimento do córtex cerebral. Envolvimento infratentorial é visto em mais de 50% dos casos, principalmente abrangendo tronco cerebral, pedúnculos cerebelares médios e substância branca cerebelar.

Nas seqüências de difusão os achados variam de acordo com o estágio de evolução da doença, observando-se restrição à difusão na fase aguda (até 7 dias do início do quadro) e facilitação da difusão na fase subaguda (acima de 7 dias).

DIAGNÓSTICO DIFERENCIAL

Apesar da inespecificidade do quadro clínico, que abre uma extensa lista de diagnósticos diferenciais (incluindo meningoencefalite infecciosa, síndrome do anticorpo antifosfolipídio, vasculite primária do SNC ou secundária a doenças reumáticas auto-imunes e encefalopatias mitocondriais), a associação de exames laboratoriais e principalmente exames de imagem, com destaque para a RM, geralmente permite enquadrar o caso em uma síndrome desmielinizante aguda, cujo principal diagnóstico diferencial, com implicações terapêuticas e prognósticas, é a esclerose múltipla.

LEITURAS RECOMENDADAS

Hynson JL, Kornberg AJ, Coleman LT *et al.* Clinical and neuroradiological features of acute disseminated encephalomyelitis in children. *Neurology* 2001;56:1308-1312.

Menge T, Hemmer B, Nessler S *et al.* Acute disseminated encephalomyelitis: an update. *Arch Neurol* 2005;62:1673-1680.

Murthy KSN, Faden HS, Cohen ME, Bakshi R. Acute disseminated encephalomyelitis in children. *Pediatrics* 2002;110:21-28.

Rossi A et al. Imaging of acute disseminated encephalomyelitis. *Neuroimaging Clinics of North America* 2008 Feb.;18:149-161.

Tenembaum S *et al.* Acute disseminated encephalomyelitis. *Neurology* 2007;68:523-36.

MINHAS ANOTAÇÕES

QUADRO CLÍNICO

Paciente de 22 anos, sexo feminino, apresentou-se com queixa de cefaléia de moderada intensidade há 6 meses, com piora súbita há 2 dias. Não tinha nenhuma co-morbidade. Os exames físico e neurológico não apresentavam alterações significativas.

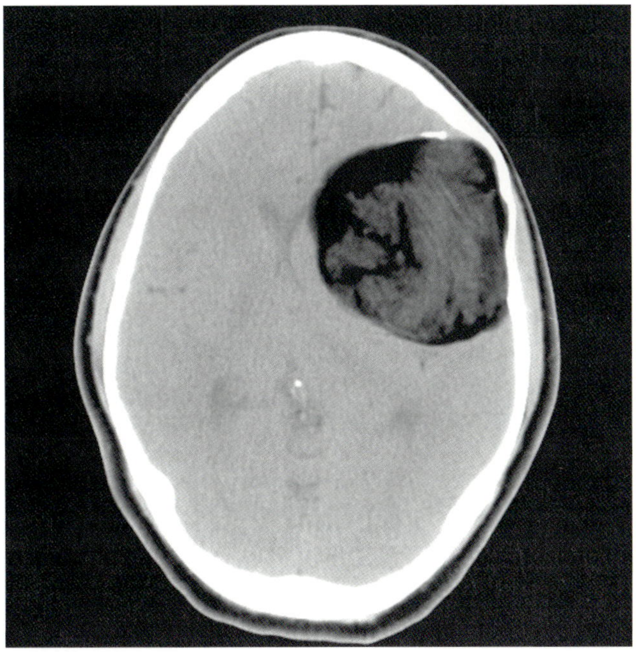

Fig. 3-1. TC sem contraste.

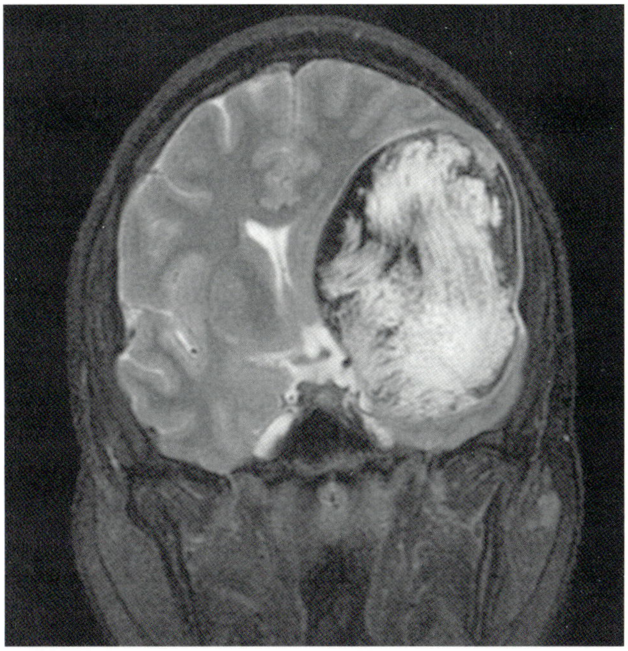

Fig. 3-2. RM: imagem coronal pesada em T2, com saturação de gordura.

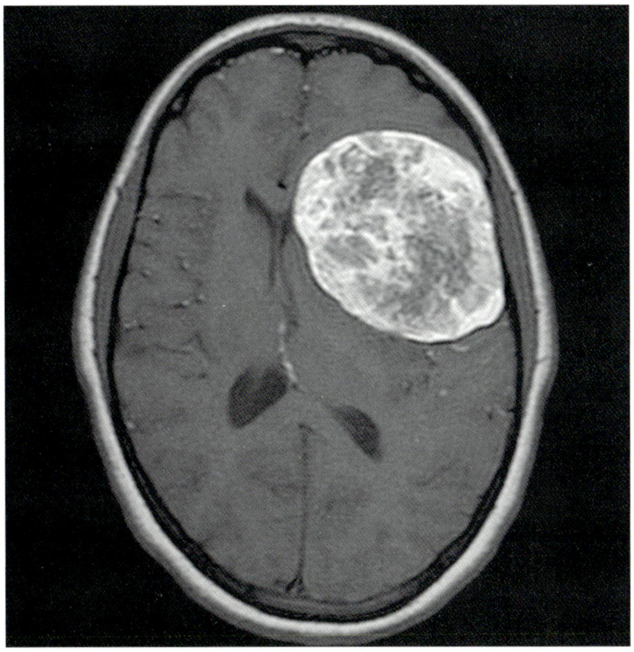

Fig. 3-3. RM: imagem axial pesada em T1.

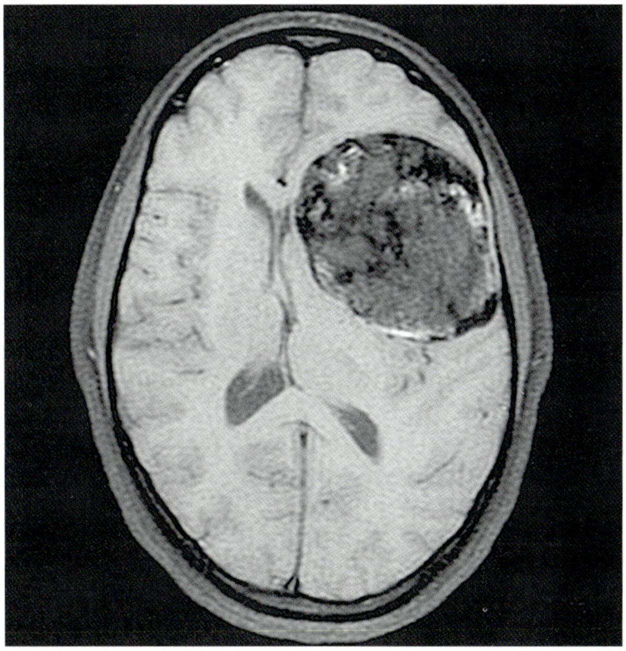

Fig. 3-4. RM: imagem axial pesada em T1, com saturação de gordura.

CASO 3

Gabriela Bonafe Grinberg

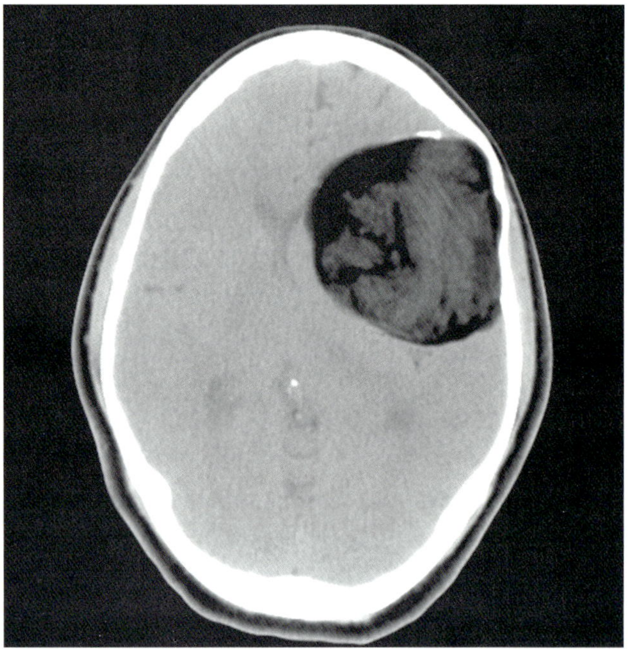

Fig. 3-1. TC mostra massa com atenuação semelhante a gordura, frontoparietal, de contornos bem definidos, com efeito de massa e raras calcificações periféricas. Há remodelamento ósseo associado.

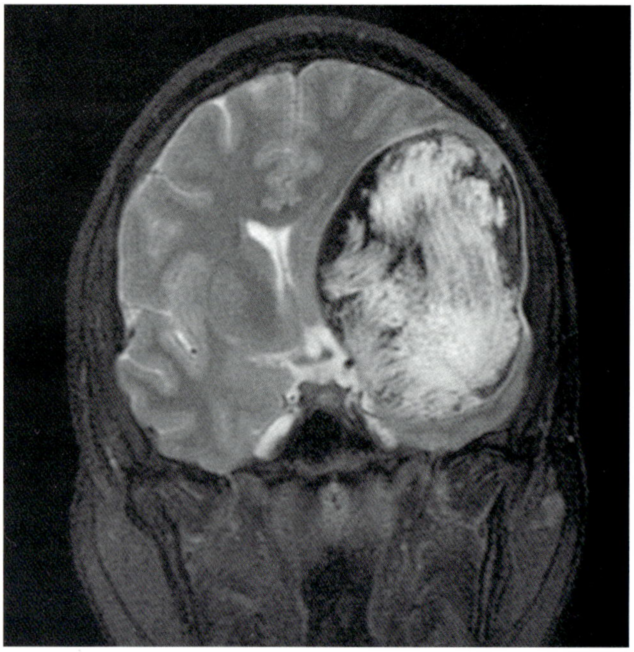

Fig. 3-2. RM mostra massa heterogênea, com hipersinal predominante, extra-axial, ocupando a fissura sylviana e deslocando os lobos frontal e temporal. São observadas imagens lineares no seu interior. Há desvio das estruturas da linha mediana.

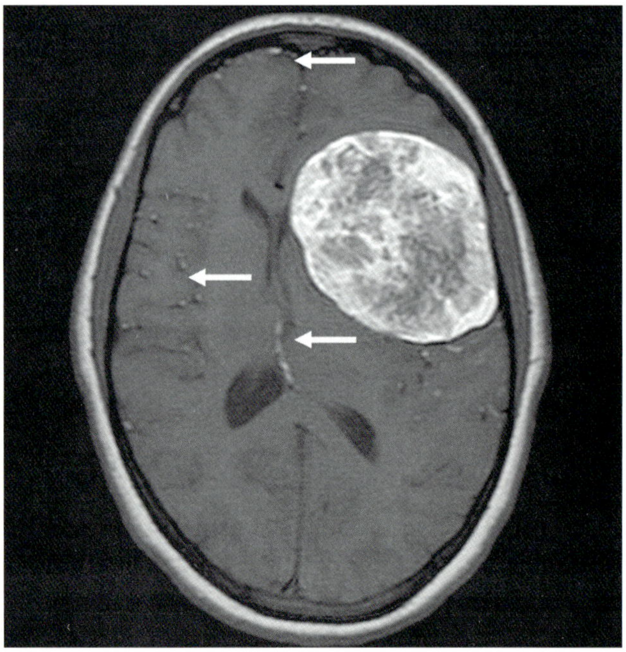

Fig. 3-3. RM mostra massa extra-axial bem delimitada, heterogênea, com predomínio de hipersinal, levando a desvio das estruturas da linha mediana. Focos de hipersinal no espaço subaracnóideo, envolvendo a fissura inter-hemisférica e sulcos corticais *(setas)*.

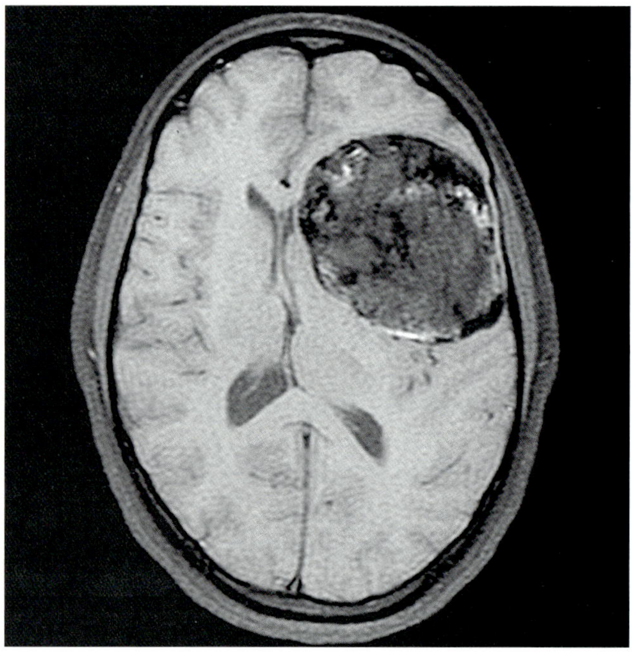

Fig. 3-4. RM mostra supressão de grande parte do hipersinal no interior da lesão e na fissura inter-hemisférica e sulcos corticais, denotando componente gorduroso da massa e das lesões do espaço subaracnóide.

DIAGNÓSTICO

Cisto dermóide roto.

DEFINIÇÃO DA DOENÇA

O cisto dermóide é de inclusão congênita (ectodérmico), cujo crescimento lento ocorre a partir da descamação e de secreções dos seus componentes.

Geralmente é esporádico, mas pode estar associado à síndrome de Goldenhar.

ASPECTOS ANATOMOPATOLÓGICOS

Sua origem é embriológica, havendo duas teorias mais aceitas: na primeira haveria seqüestro de superfícies ectodérmicas no curso das invaginações embriológicas normais; e na outra, inclusão de ectoderme cutânea na ocasião do fechamento do tubo neural.

Pode ser classificado em teratoma cístico congênito, cisto dermóide de inclusão congênito ou cisto de implantação adquirido.

ASPECTOS CLÍNICOS E LABORATORIAIS

O cisto dermóide é um tumor intracraniano primário raro, correspondendo a cerca de 0,5% destes. O diagnóstico é em torno dos 30-50 anos e há pequena predominância masculina.

Sua história natural é a de um tumor benigno, de crescimento lento, sendo os principais sintomas a cefaléia e convulsões, que ocorrem em cerca de 32 e 30% dos casos, respectivamente.

As localizações mais comuns são as regiões selar, parasselar e frontonasal. Outros sítios menos freqüentes são a fossa posterior (*vermis* e IV ventrículo), região intraventricular (III e IV ventrículos) ou extracranianos, na órbita ou canal vertebral.

Lesões acometendo a região parasselar podem cursar com hipopituitarismo, diabetes *insipidus* e sintomas decorrentes de lesão/compressão de nervos cranianos. Se forem supra-selares, podem levar a sintomas visuais. Tornam-se sintomáticas se houver compressão nervosa/vascular.

A complicação mais comum do cisto dermóide, que aumenta a morbimortalidade, é a rotura, cujo risco aumenta em lesões maiores. Cerca de 6,9% dos pacientes apresentam meningite química, que pode evoluir para convulsões, vasoespasmo, infarto, coma e até morte.

A transformação maligna em carcinoma espinocelular (CEC) é rara e ocorre devido à atipia celular por reparação. Pode surgir anos após a ressecção, se houver restos da lesão.

O tratamento de escolha para o cisto dermóide é a sua ressecção completa. A persistência de uma cápsula residual pode levar à recidiva e restos cirúrgicos podem raramente levar à degeneração para CEC. O controle periódico e o seguimento desses pacientes são recomendados ao longo de toda a vida.

ACHADOS DE IMAGEM

A principal característica dos cistos dermóides e que auxilia no diagnóstico diferencial com lesões semelhantes é a presença de tecido com componente gorduroso. Se houver rotura, podem ser identificadas "gotas" de gordura em cisternas, sulcos corticais e ventrículos.

O aspecto é de uma massa com conteúdo lipídico, bem circunscrita e de tamanho variável, mais comumente na linha mediana.

Na tomografia computadorizada (TC) encontramos massa bem delimitada, com baixa atenuação e calcificações em até 20% dos casos. Raramente pode ser denso. Se estiver roto, pode haver gotículas de gordura no espaço subaracnóideo e nível gordura-fluido nos ventrículos. A expansão da díploe pode ser um achado adicional.

Na ressonância magnética (RM), encontramos uma lesão com hipersinal em T1 e sinal heterogêneo, hipo ou até hiperintenso em T2, podendo ainda ser caracterizados elementos curvilíneos finos (cabelos/pêlos). Se houver rotura, podem existir "gotas" com marcado hipersinal e nível líquido-líquido nos ventrículos em T1 e T2.

A seqüência com saturação de gordura confirma a presença de conteúdo lipídico.

Se houver rotura, a injeção endovenosa do contraste paramagnético (gadolínio) pode revelar realce meníngeo intenso devido à meningite química.

DIAGNÓSTICO DIFERENCIAL

O cisto epidermóide, cujo maior componente tem atenuação/sinal semelhantes ao liquor, ao invés de ao tecido gorduroso, não possui apêndices dérmicos (tais como cabelos/pêlos), são 4-9 vezes mais comuns e sua maior parte é paramediana.

O craniofaringeoma tem como característica comum aos cistos dermóides possuir localização supra-selar, na linha mediana; porém se apresenta como lesão cística, com nódulo mural sólido, que se realça em até 90% das vezes após a injeção do meio de contraste (iodado ou paramagnético).

O teratoma tem localização similar, porém apresenta uma mistura de duas ou mais camadas embriológicas (endo, meso e ectoderme) e tem aspecto heterogêneo, com porções sólida, cística, lipídica e calcificações.

O lipoma consiste numa formação adiposa homogênea.

LEITURAS RECOMENDADAS

Akdemir G, Dağlioğlu E, Ergüngör MF. Dermoid Lesion of The Cavernous Sinus: Case report and Review of Literature. Neurosurg Rev 2004;27:294-8.

El-Bahy K, Kotb A, Galal A, El-Hakim A. Ruptured intracranial dermoid cysts. Acta Neurochir (Wien). 2006 Apr;148(4):457-62.

Osborn AG. *Diagnostic neuroradiology*. St. Louis: Mosby, 1994.

Smirniotopoulos JG, Chiechi MV. Teratomas, dermoids and epidermoids from the head and neck. *Radiographics* 1995;15(6):1437-1455.

QUADRO CLÍNICO

Recém-nascido com 1 dia de vida cujos exames ultra-sonográficos do período gestacional evidenciaram lesão cística intracraniana. Ao nascimento não apresentava insuficiência cardíaca ou déficits neurológicos, tendo-se optado por manejo conservador. Retorna 1 mês depois com quadro de convulsões reentrantes e anemia.

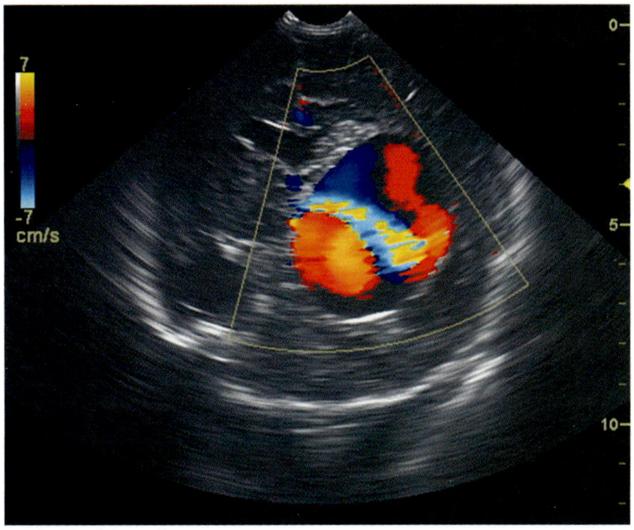

Fig. 4-1. US transfontanela com Doppler, realizada logo após o nascimento.

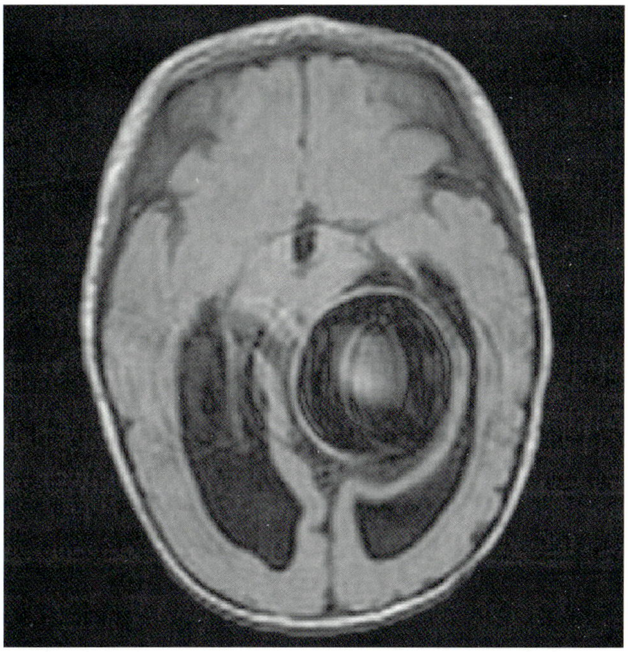

Fig. 4-2. RM: imagem axial pesada em FLAIR, realizada no segundo dia de vida.

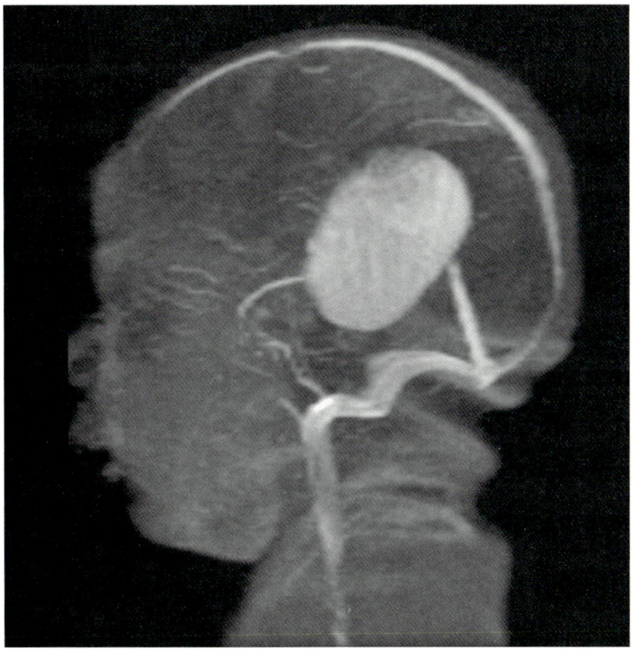

Fig. 4-3. Angiorressonância obtida por técnica *time of flight*, realizada no segundo dia de vida.

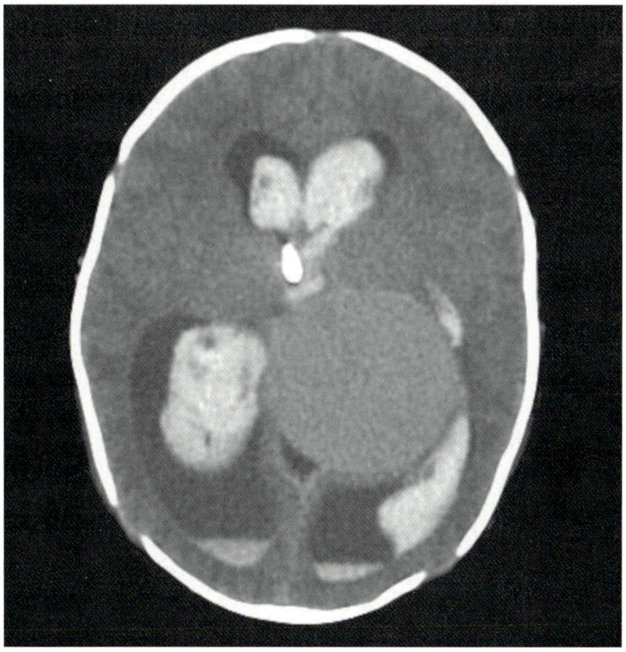

Fig. 4-4. TC sem contraste, realizada com 1 mês de vida.

CASO 4

Leandro Hideki Otani

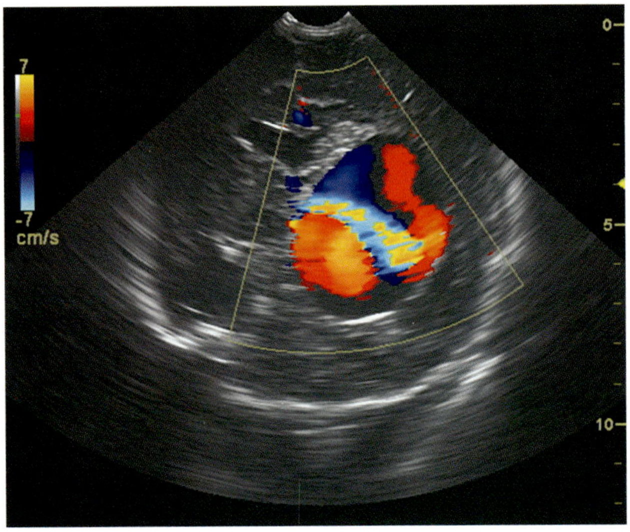

Fig. 4-1. US transfontanela evidenciando grande formação anecóide localizada na região periventricular temporoccipital esquerda. Ao estudo com Doppler, há presença de fluxo turbulento em seu interior.

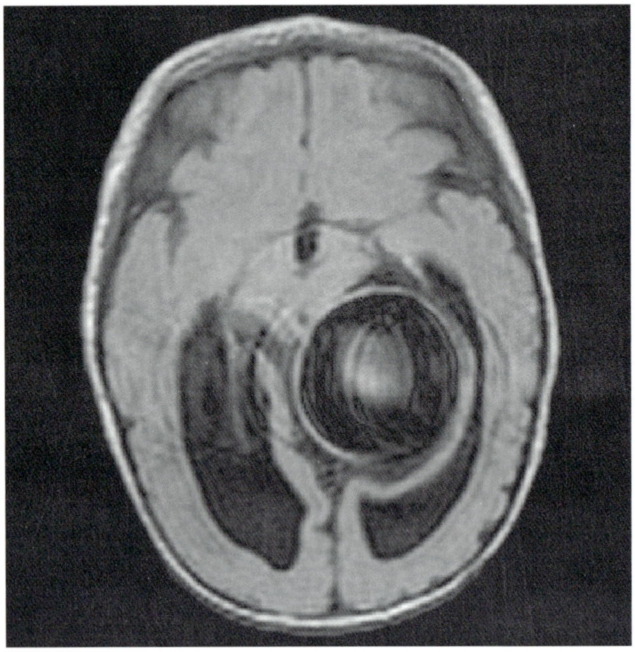

Fig. 4-2. Imagem axial pesada em FLAIR mostra um grande aneurisma, caracterizado como uma formação ovalada com *flow void* e artefatos de pulsatilidade adjacentes.

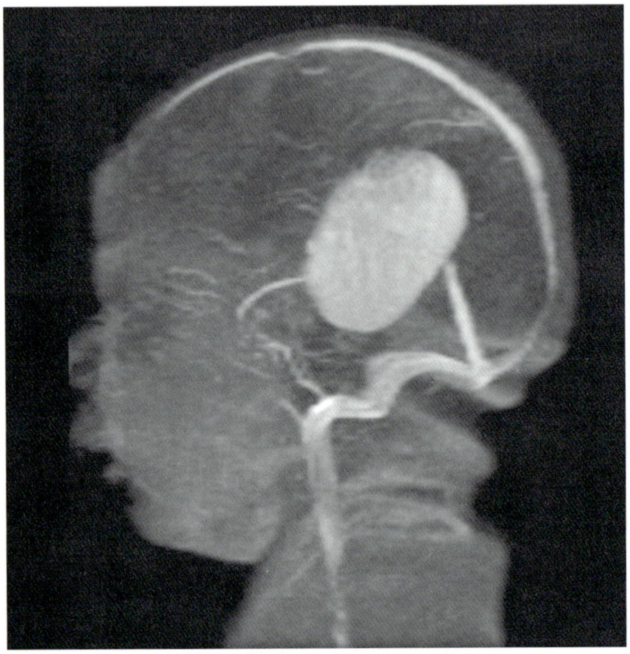

Fig. 4-3. Angiorressonância obtida por técnica *time of flight* evidencia as dimensões da dilatação aneurismática.

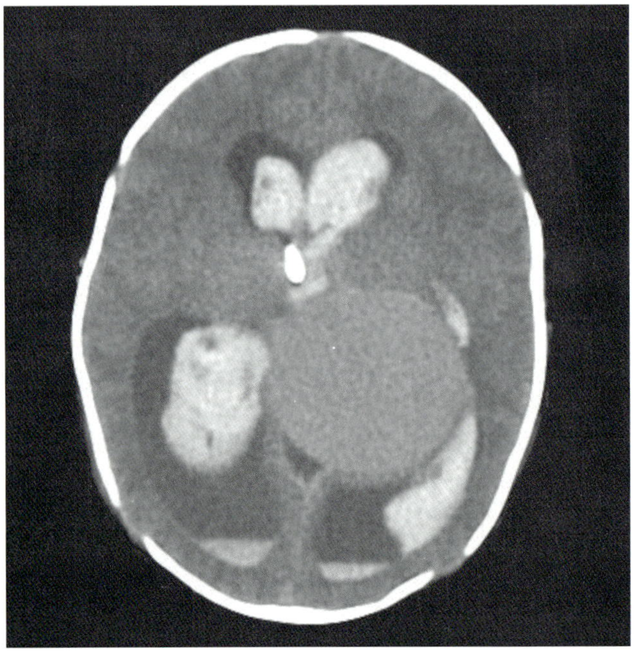

Fig. 4-4. TC sem contraste mostrando extenso hemoventrículo, com formação de nível líquido-líquido posteriormente.

DIAGNÓSTICO

Malformação aneurismática da veia de Galeno.

DEFINIÇÃO DA DOENÇA

A malformação aneurismática da veia de Galeno é um tipo raro de malformação arteriovenosa, na qual a lesão é suprida por artérias coroidais e a drenagem, feita pela veia mediana do prosencéfalo.

ASPECTOS ANATOMOPATOLÓGICOS

Os estudos indicam que a malformação aneurismática da veia de Galeno tem início entre a 6ª e a 11ª semana de gestação, após o desenvolvimento do polígono de Willis, quando ocorrem conexões anômalas entre vasos coroidais primitivos e a veia mediana prosencefálica. O fluxo anômalo retarda a involução natural desta veia e leva à dilatação.

ASPECTOS CLÍNICOS E LABORATORIAIS

As principais manifestações clínicas são insuficiência cardíaca (devido ao aumento do retorno venoso às câmaras direitas) e alterações neurológicas (decorrentes da congestão venosa intracerebral). Outras possíveis complicações são hidrocefalia e risco de sangramento.

ACHADOS DE IMAGEM

A ultra-sonografia (US) transfontanela mostra uma estrutura ovalada anecóide e bem definida, de localização supratentorial. O estudo com Doppler colorido e espectral evidencia a presença de fluxo turbulento arterializado no interior de tal formação.

A tomografia computadorizada (TC) mostra a malformação como uma estrutura ovalada e com atenuação levemente superior à do parênquima encefálico, exibindo importante realce após a administração do meio de contraste. Outro papel muito importante da TC é a identificação de hemorragias intracranianas em pacientes com tal suspeita clínica.

A principal contribuição da ressonância magnética (RM) é a definição da arquitetura vascular da malformação, caracterizando tanto as artérias nutrícias como sua drenagem venosa, sendo que tais aspectos têm grande importância na programação terapêutica do paciente. A angiorressonância com técnicas sensíveis ao fluxo faz com que este exame seja preferível com relação à angiotomografia, devido à não-utilização do meio de contraste.

O estudo com angiografia mostra um rápido *shunt* entre as artérias nutrícias e as veias de drenagem, além de fornecer informações adicionais para a programação terapêutica (ausência de refluxo para os seios sagitais, comunicação entre as veias talâmicas e subtemporal, entre outras). Por se tratar de um método invasivo, seu uso é restrito a casos de dúvida diagnóstica ou com finalidade terapêutica.

DIAGNÓSTICO DIFERENCIAL

O diagnóstico diferencial depende do método de imagem empregado na caracterização de tais malformações, sendo que à US os principais diferenciais são os cistos aracnóide e porencefálico, prontamente excluídos com a utilização do Doppler. À TC e à RM, o diferencial se faz com lesões expansivas e outros tipos de malformações arteriovenosas.

LEITURAS RECOMENDADAS

Alvarez H, Garcia Monaco R, Rodesch G *et al.* Vein of Galen aneurysmal malformations. *Neuroimag Clin N Am* 2007;17:189-206.

Gailloud P, O´Riordan DP, Burger I *et al.* Diagnosis and management of vein of Galen aneurysmal malformations. *J Perinatol* 2005;25(8):542-551.

Jones BV, Ball WS, Tomsick TA, Millard J, Crone KR. Vein of Galen aneurysmal malformation: diagnosis and treatment of 13 children with extended clinical follow-up. *Am J Neuroradiol* 23:1717-1724.

Leite CC. *Neurorradiologia: diagnóstico por imagem das alterações encefálicas*. Rio de Janeiro: Guanabara Koogan, 2008.

White BD, Bis KG, Cacciarelli AA, Madrazo BL. Ultrasound Case of the Day. *RadioGraphics* 1992;12:396-400.

MINHAS ANOTAÇÕES

QUADRO CLÍNICO

Paciente de 20 anos, sexo masculino, natural de São Paulo, apresentou diarréia crônica desde o nascimento, crises convulsivas a partir dos 3 anos, catarata aos 4 anos e dificuldade de aprendizado com abandono escolar aos 9 anos. Atualmente demonstra grande atraso do desenvolvimento neurológico. Ao exame físico exibe cifose dorsal acentuada, espessamento de tendão do calcâneo, síndrome cerebelar global e sinais de liberação piramidal.

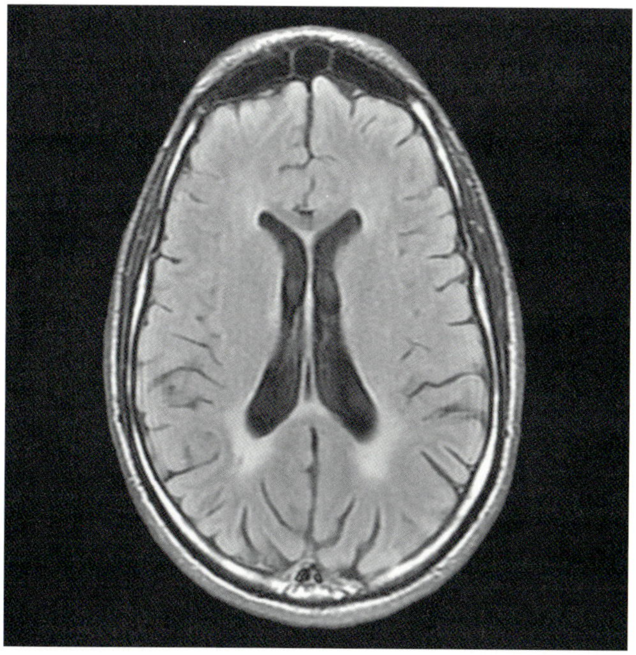

Fig. 5-1. RM: imagem axial pesada em FLAIR.

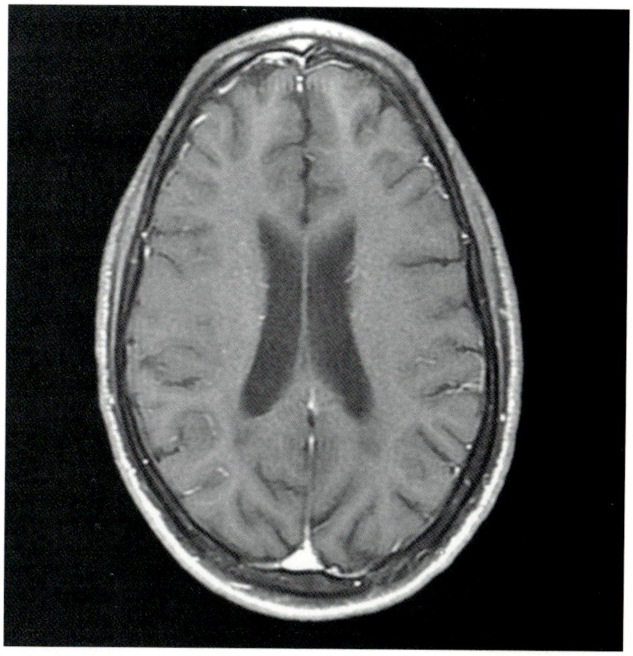

Fig. 5-2. RM: imagem axial pesada em T1 pós-contraste.

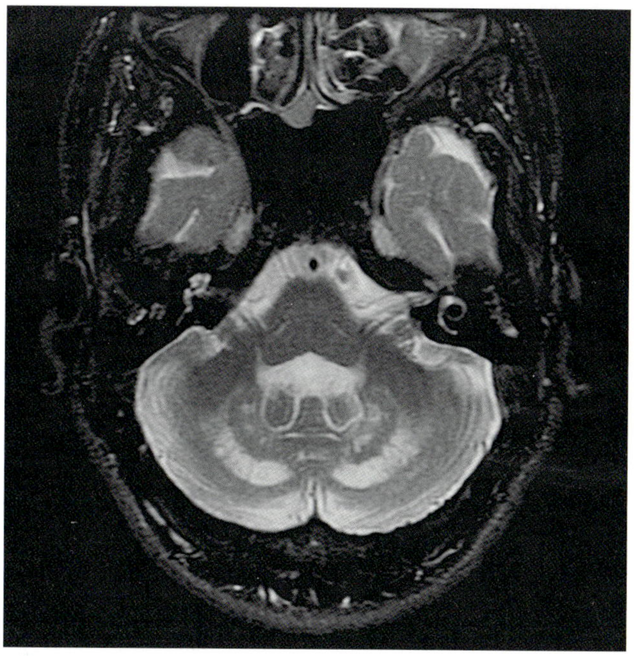

Fig. 5-3. RM: imagem axial em T2.

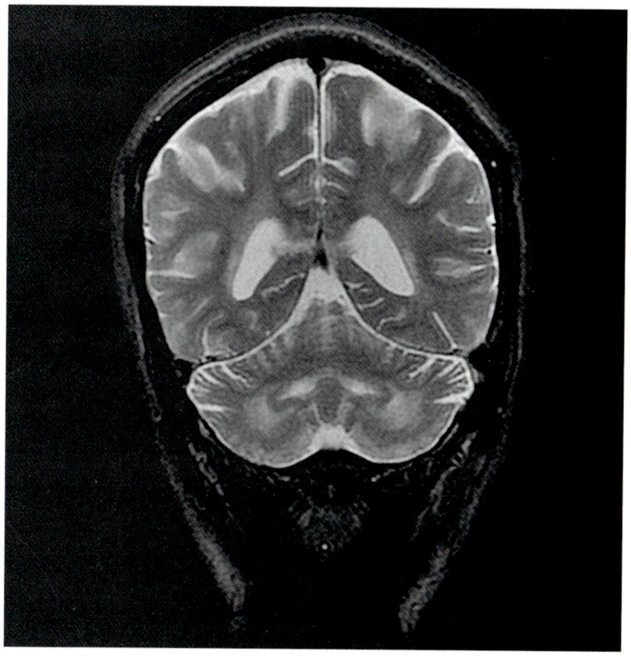

Fig. 5-4. RM: imagem coronal ponderada em T2.

CASO 5

Fabrício Stewan Feltrin

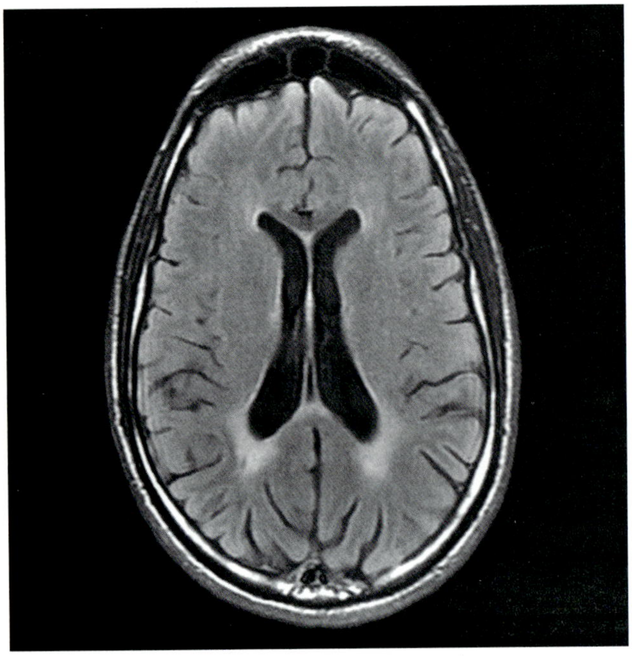

Fig. 5-1. RM: imagem axial pesada em FLAIR demonstra hipersinal na substância branca periventricular.

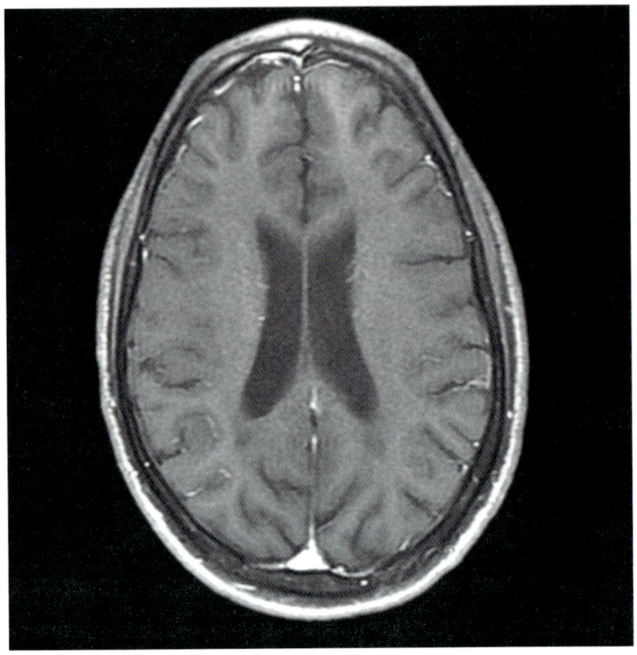

Fig. 5-2. RM: imagem axial pesada em T1 pós-contraste demonstra ausência de realce na lesões evidenciadas em FLAIR.

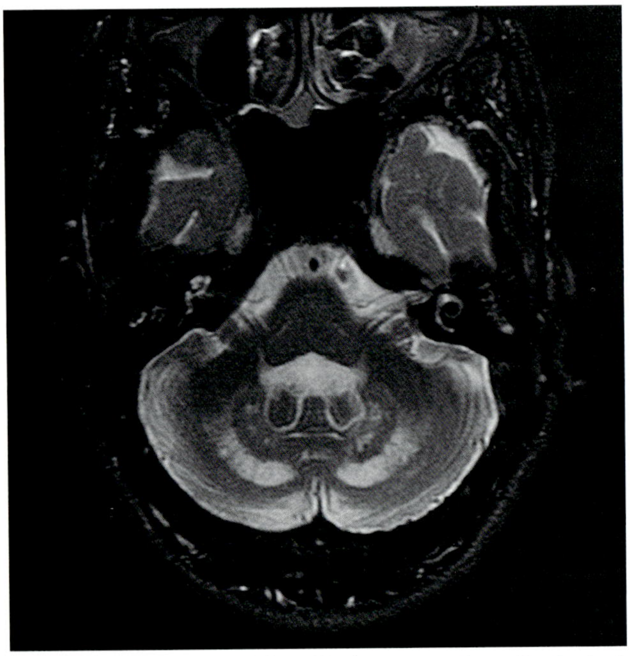

Fig. 5-3. RM: imagem axial em T2 demonstra alteração de sinal na substância branca cerebelar, com clara delineação do núcleo denteado.

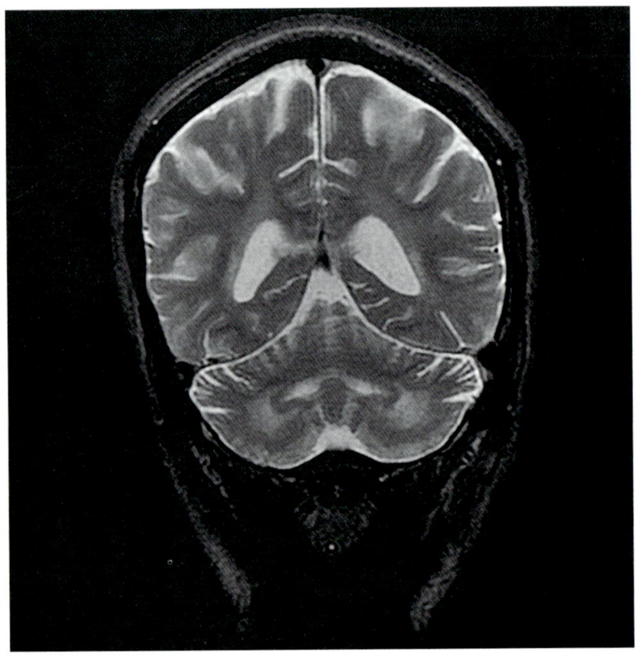

Fig. 5-4. RM: imagem coronal ponderada em T2 demonstra hipersinal da substância branca profunda do cerebelo.

DIAGNÓSTICO

Xantomatose cerebrotendínea.

DEFINIÇÃO DA DOENÇA

A xantomatose cerebrotendínea é uma doença metabólica ligada à deposição de lipídios em vários tecidos, levando a manifestações sistêmicas desde a infância, com acometimento dos tratos gastrointestinal, osteomuscular e neurológico.

ASPECTOS ANATOMOPATOLÓGICOS

É uma doença autossômica recessiva causada por mutação no gene que codifica a enzima mitocondrial 27-esterol-hidroxilase, que causa altos níveis teciduais e plasmáticos de colestanol e baixos níveis de ácido quenodesoxicólico. A análise patológica revela acúmulo de derivados de lipídios na substância branca cerebral e cerebelar profunda, nos globos pálidos e nos núcleos denteados. Com a progressão ocorrem necrose, gliose e conseqüente deposição de cálcio e ferro nestes núcleos.

ASPECTOS CLÍNICOS E LABORATORIAIS

Trata-se de uma doença que apresenta evolução seqüencial de sintomas bastante particular e que, quando reconhecida, sugere o diagnóstico. As primeiras manifestações da doença ocorrem já ao nascimento, com início de diarréia, catarata bilateral que surge na infância e xantomas tendíneos na adolescência. Progressiva disfunção neurológica, que inclui distúrbios cerebelares, liberação piramidal, convulsões e polineuropatia periférica podem ser percebidas ao longo das primeiras décadas de vida.

ACHADOS DE IMAGEM

Achados de imagem inespecíficos incluem atrofia cortical difusa simétrica e lesões com hipersinal em T2 difusas da substância branca periventricular. Aspectos mais específicos desta doença incluem lesões com alto sinal nas seqüências ponderadas em T2 e *fluid atenuation inversion recovery* (FLAIR) nos globos pálidos, no braço posterior da cápsula interna, pedúnculos cerebrais, substância *nigra*, núcleos denteados e parênquima circundante e, em alguns casos, nas olivas inferiores.

Embora a histopatologia demonstre depósitos de lipídios nos tecidos afetados, não se detecta hipersinal em T1 nestas lesões. Isso porque ocorre maior acúmulo de ésteres e menor de ácidos graxos. Um aspecto de imagem muito característico desta doença é a apenas aparente preservação do núcleo denteado nas seqüências ponderadas em T2, o que acontece porque, com a progressão da lesão, ocorre deposição de hemossiderina, ferro e cálcio neste núcleo, reduzindo o seu sinal T2 e podendo, em alguns casos, apresentar-se com hipossinal em T2, resultando em alto contraste com a substância branca adjacente que se encontra com hipersinal nesta seqüência.

DIAGNÓSTICO DIFERENCIAL

A xantomatose cerebrotendínea é uma doença subdiagnosticada, sendo comumente confundida com adrenoleucodistrofia, esclerose múltipla e ataxia de Freidreich.

LEITURAS RECOMENDADAS

Barkhof F *et al.* Cerebrotendinous xanthomatosis: the spectrum of imaging findings and the correlation with neuropathologic findings. *Radiology* 2000;217:869-876.

Mohamed H *et al.* Cerebrotendinous xantomatosis: a rare disease with diverse manifestations. *Arch Neurology* 2002 Apr.;59(12):527-9.

Soffer D, Benharroch D, Berginer V. The neuropathology of cerebrotendinous xanthomatosis revisited: a case report and review of the literature. *Acta Neuropathol* 1995;90:213-220.

MINHAS ANOTAÇÕES

INRAD

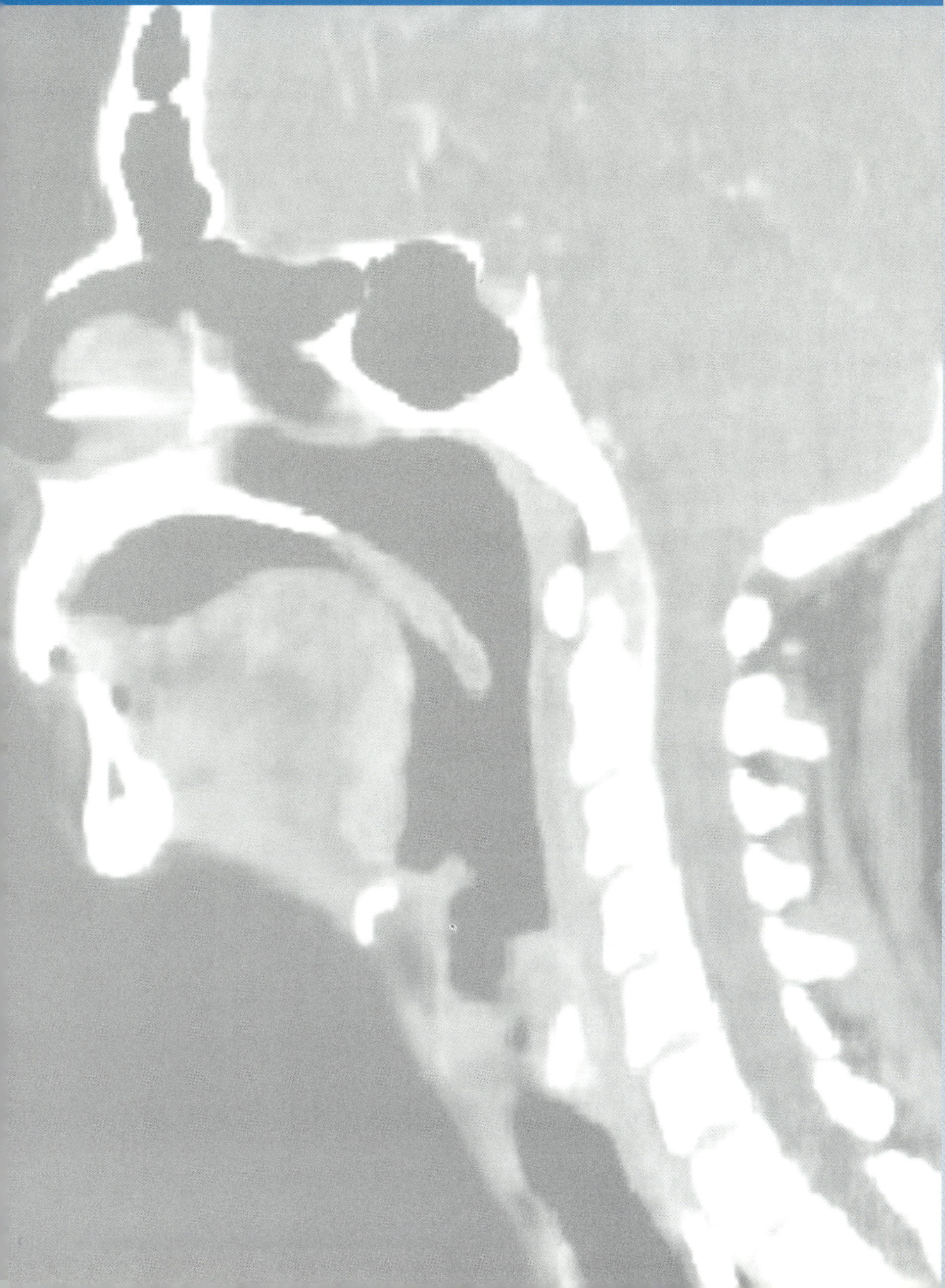

Cabeça e Pescoço

QUADRO CLÍNICO

Paciente de 9 anos, sexo feminino, com proptose e aumento de partes moles em órbita direita há 8 meses, evoluindo com amaurose deste lado.

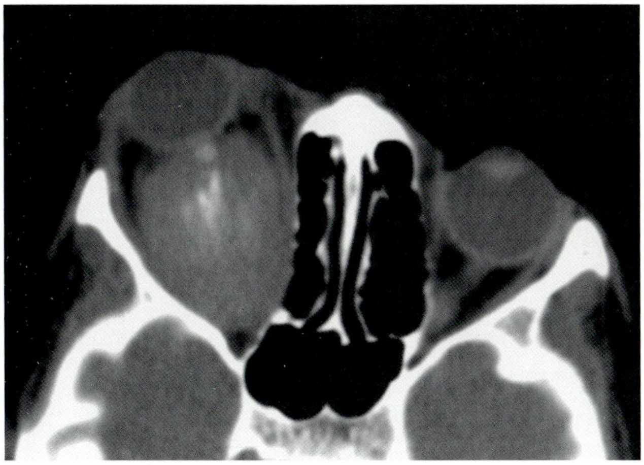

Fig. 6-1. TC de órbitas, imagem axial sem contraste.

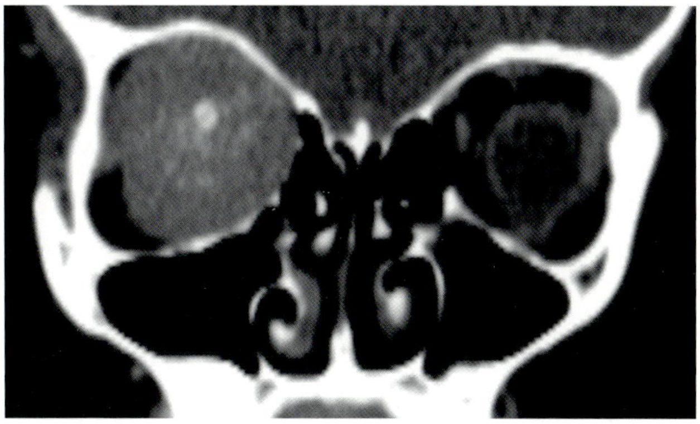

Fig. 6-2. TC de órbitas, imagem coronal sem contraste.

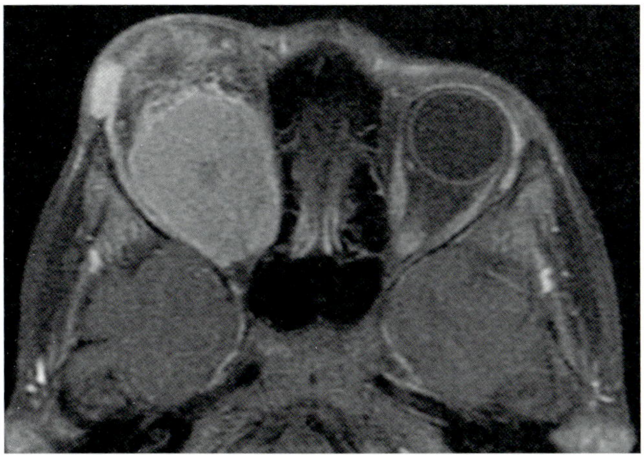

Fig. 6-3. RM de órbitas, imagem axial ponderada em T1 pós-gadolínio, com supressão de gordura.

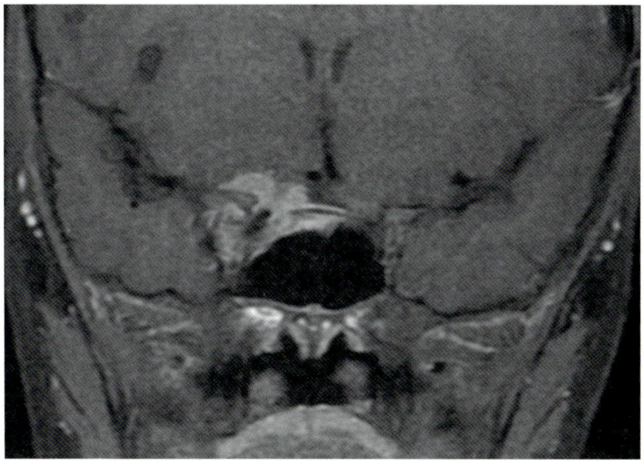

Fig. 6-4. RM de órbitas, imagem coronal ponderada em T1 pós-gadolínio, com supressão de gordura.

CASO 6

Rodrigo Sampaio Chiarantano

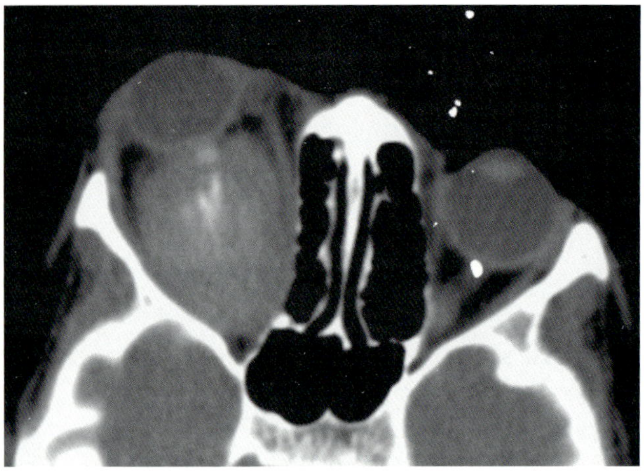

Fig. 6-1. Volumosa lesão nodular heterogênea com epicentro no nervo óptico direito, que apresenta calcificação linear em sua extensão. Nota-se anteriorização do globo ocular com proptose grau III, deslocamento da musculatura ocular extrínseca e abaulamento da lâmina papirácea à direita.

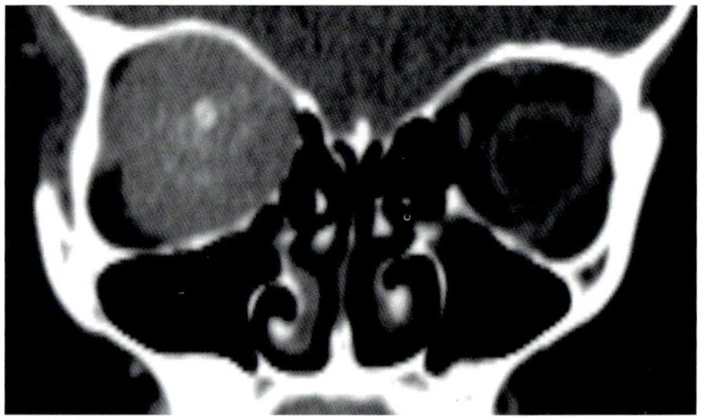

Fig. 6-2. A lesão circunda o nervo óptico, que é delineado externamente por calcificações ao longo da sua bainha.

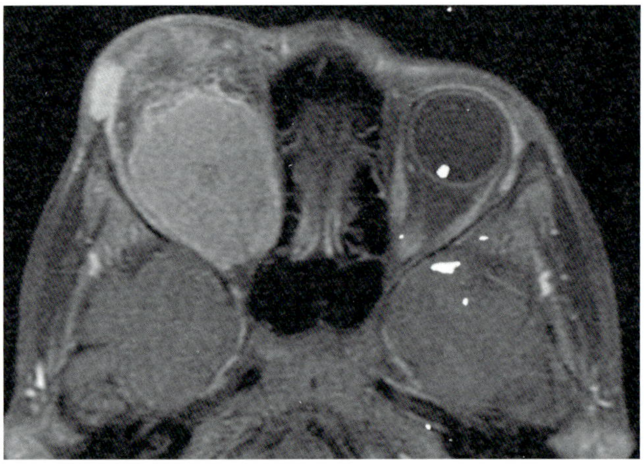

Fig. 6-3. Massa sólida com realce homogêneo pelo meio de contraste paramagnético, envolvendo o nervo óptico.

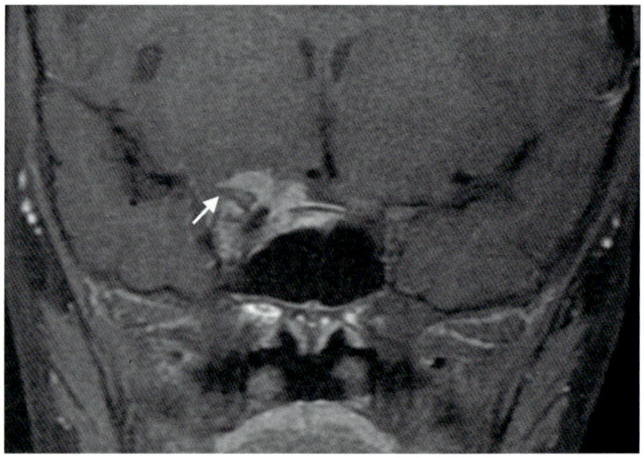

Fig. 6-4. A lesão estende-se posteriormente para o ápice orbitário, acometendo o canal óptico, apresentando ampla base dural junto à pequena asa do esfenóide (seta).

DIAGNÓSTICO

Meningioma da bainha do nervo óptico direito com extensão intracraniana.

DEFINIÇÃO DA DOENÇA

O meningioma da bainha do nervo óptico (MBNO) é um tumor benigno raro que acomete a via óptica anterior.

Os MBNO são ditos primários quando acometem a órbita, tendo como origem qualquer porção da bainha do nervo óptico intra-orbitária, e secundários quando acometem a órbita por extensão direta de lesão primária intracraniana, geralmente através da bainha do nervo óptico.

ASPECTOS ANATOMOPATOLÓGICOS

Os MBNO primários nascem das células de revestimento meningoepiteliais dos vilos aracnóideos, em qualquer localidade ao longo do curso do nervo, assumindo um padrão de crescimento circunferencial e mais freqüentemente tubular, podendo, contudo, apresentar padrão fusiforme ou excrescente, dificultando o diagnóstico diferencial.

Há uma tendência de crescimento segundo o eixo de menor resistência (radial na órbita), de forma lenta e contínua, comprometendo a função do nervo óptico a longo prazo devido a alterações compressivas. Há também dano ao suprimento vascular da pia causando alterações isquêmicas e dano direto ao transporte axonal.

ASPECTOS CLÍNICOS

Há um padrão de distribuição bimodal, com apresentações clínicas distintas: adultos (média de 40,8 anos) e adultos jovens/crianças, estes apresentando maior bilateralidade da lesão, maiores taxas de recidiva e freqüente associação com neurofibromatose tipo 2.

Os sintomas mais comuns são perda da acuidade ou campo visual (98% dos casos), de instalação progressiva e indolor, seguida de dor orbitária e cefaléia (2-50% dos pacientes), discromatopsia, defeitos pupilares aferentes e escotomas visuais.

O exame clínico pode demonstrar edema do disco óptico com variados graus de atrofia óptica ao exame de fundo de olho, proptose em graus variáveis, edema conjuntival (quemose) ou palpebral e limitação da excursão ocular.

ACHADOS DE IMAGEM

À tomografia computadorizada (TC), pode-se caracterizar massa sólida envolvendo o nervo óptico com realce homogêneo bem definido moderado a intenso. Pode estar presente o aspecto em "trilho de trem", que é decorrente do delineamento do nervo óptico pelo realce tumoral ou calcificação. Outros achados: nervo óptico com diâmetro normal ou reduzido, calcificações em 20-50% dos casos e hiperostose.

À ressonância magnética (RM), observam-se alterações concordantes com os achados tomográficos já descritos. Apresentam-se como lesões tipicamente iso ou discretamente hiperintensas em T1, hiperintensas em T2, embora possam ser hipo, com focos de hipossinal em T2*, especialmente ao longo da bainha óptica, correspondentes às calcificações. Dos achados descritos, o aspecto em "trilho de trem" é o mais freqüentemente associado ao MBNO.

DIAGNÓSTICO DIFERENCIAL

O diagnóstico diferencial faz-se predominantemente com o glioma do nervo óptico e pode ser muito difícil nos casos de acometimento intracanalicular puro. Outros diagnósticos diferenciais são pseudotumor inflamatório, schwanoma orbitário, linfoma, neurite óptica desmielinizante, linfoma, metástase, entre outros.

LEITURAS RECOMENDADAS

Eddleman CS. Optic nerve sheath meningioma: current diagnosis and treatment. *Neurosurgical Focus* 2007;23(5):E5.

Kanamalla US. The optic nerve tram-track sign. *Radiology* 2003;227:718-719.

Rothfus WE *et al.* Optic nerve/sheath enlargement. A differential approach based on high-resolution CT morphology. *Radiology* 1984;150:409-415.

MINHAS ANOTAÇÕES

QUADRO CLÍNICO

Paciente de 38 anos, sexo feminino, natural e procedente de Taboão da Serra (SP), tabagista, procurou atendimento médico com quadro de rouquidão há 3 meses. Referia tosse seca e emagrecimento de cerca de 6 kg nesse período. Durante a investigação ambulatorial apresentou quadro súbito de rebaixamento do nível de consciência e sinais de hipertensão intracraniana.

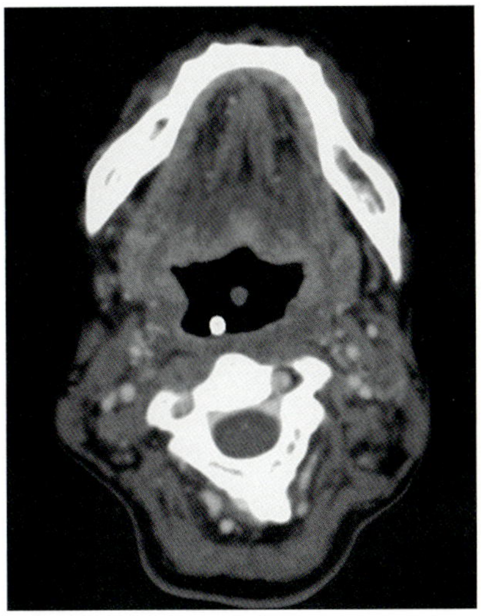

Fig. 7-1. TC de pescoço.

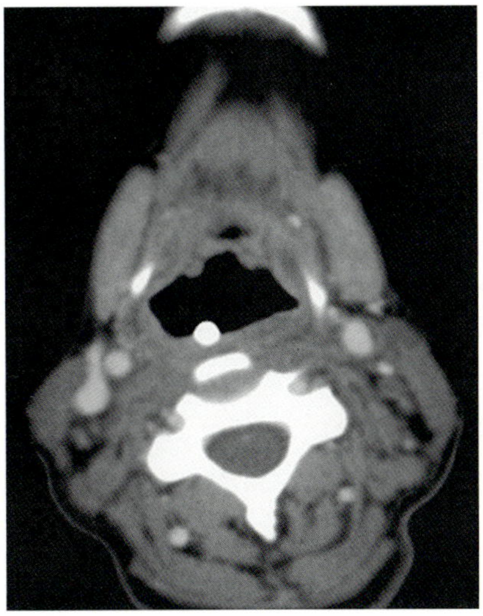

Fig. 7-2. TC: plano axial.

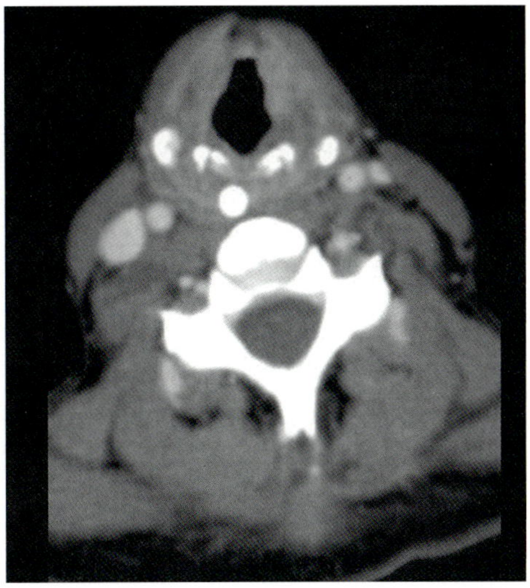

Fig. 7-3. TC: pós-contraste.

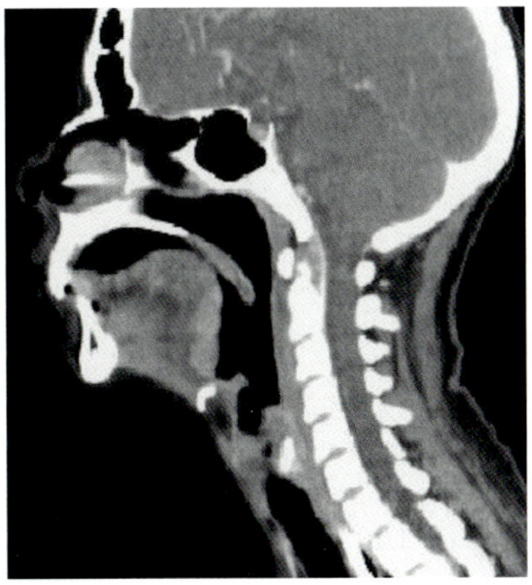

Fig. 7-4. TC: reformatação sagital.

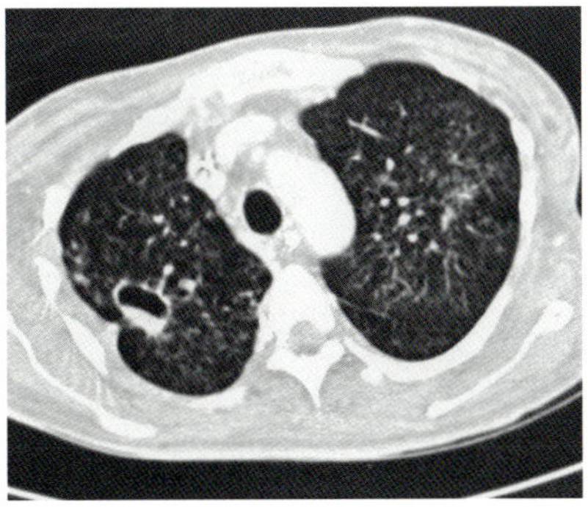

Fig. 7-5. TC de tórax, plano axial, janela pulmonar.

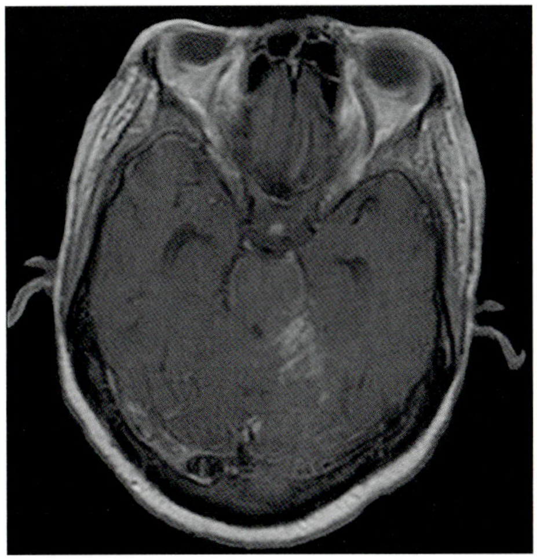

Fig. 7-6. RM ponderada em T1, plano axial, pós-contraste.

CASO 7

Gustavo Borges da Silva Teles

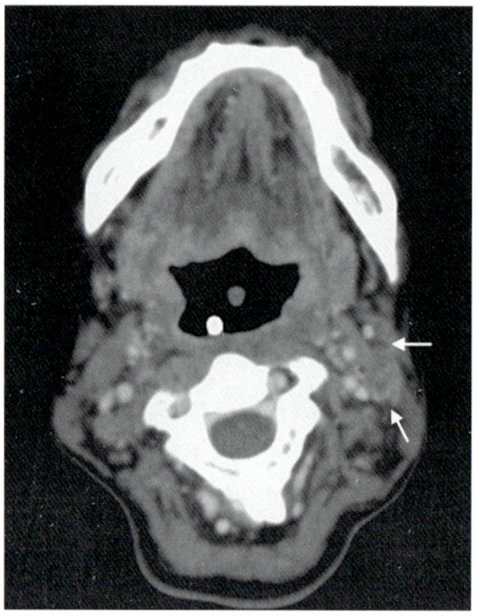

Fig. 7-1. Plano axial de TC demonstra espessamento mucoso com realce pós-contraste das paredes da orofaringe e linfonodos cervicais liquefeitos à esquerda (setas).

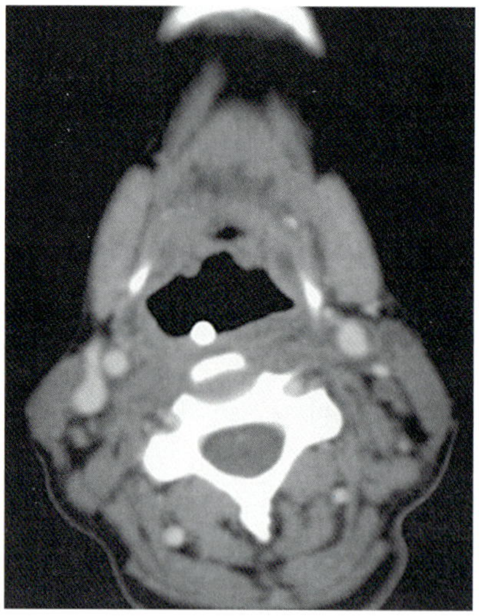

Fig. 7-2. Plano axial de TC demonstra espessamento mucoso irregular com realce pós-contraste da epiglote.

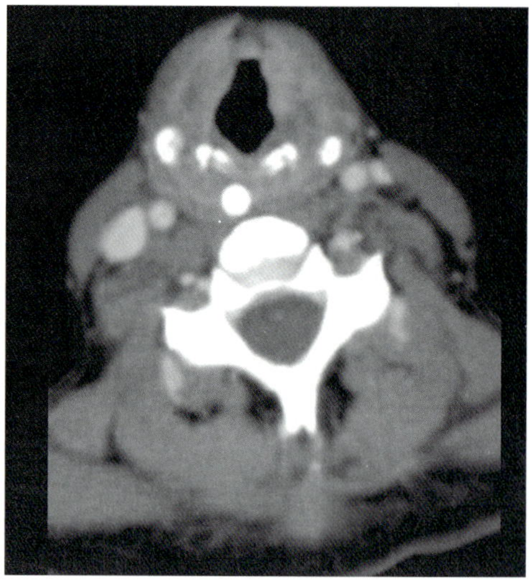

Fig. 7-3. Plano axial de TC demonstra espessamento mucoso irregular com realce pós-contraste das bandas ventriculares.

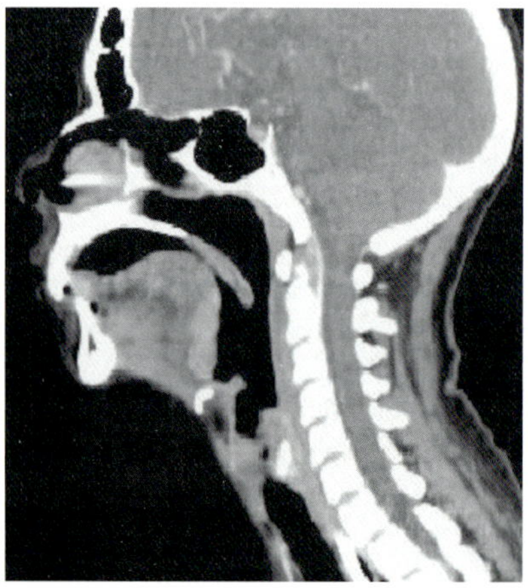

Fig. 7-4. Reformatação sagital de TC demonstra espessamento mucoso difuso com realce pós-contraste em base da língua, epiglote e demais estruturas laríngeas.

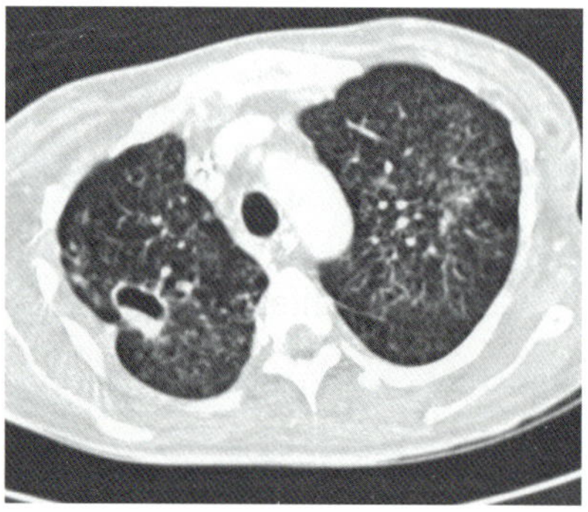

Fig. 7-5. TC do tórax, plano axial: demonstra micronódulos com distribuição centrolobular e cavidade no ápice pulmonar direito.

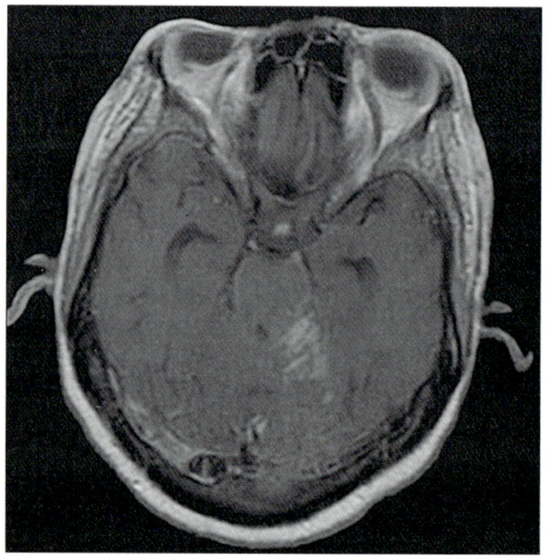

Fig. 7-6. Imagem axial de RM poderada em T1 pós-contraste evidencia realce meníngeo perimesencefálico e nas folias cerebelares à esquerda.

DIAGNÓSTICO

Tuberculose laríngea em um quadro de tuberculose disseminada.

DISCUSSÃO

A tuberculose é uma doença infecto-contagiosa de evolução crônica causada pelo *Mycobacterium tuberculosis*. Sua transmissão ocorre predominantemente pela via aérea e acomete em especial os pulmões, mas pode atingir qualquer outro órgão do corpo. Os locais de acometimento extrapulmonar cervical incluem linfonodos (mais comum), orelha média, cavidade nasal, oro/nasofaringe, parótidas e glândulas submandibulares, palato e laringe.

A tuberculose é a doença granulomatosa mais comum da laringe. Acomete preferencialmente pacientes do sexo masculino (3:1) e muitas vezes está associada a etilismo e tabagismo. Duas teorias tentam explicar a fisiopatogenia do acometimento laríngeo na tuberculose. A primeira, mais aceita, é a teoria broncogênica, segundo a qual a infecção ocorre diretamente pela disseminação do bacilo proveniente da secreção da árvore brônquica. Essa teoria explicaria por que na grande maioria dos casos existe a associação entre o acometimento laríngeo e a presença de doença pulmonar extensa, com cavernas. A segunda teoria é a hematogênica, na qual a infecção ocorreria pelos vasos sanguíneos e linfáticos, podendo não haver comprometimento pulmonar.

Os sintomas da tuberculose laríngea são os de uma laringite crônica, sendo o mais comum a disfonia, presente em praticamente 100% dos casos. Outras manifestações incluem odinofagia, disfagia, otalgia, estridor, sensação de corpo estranho, tosse e hemoptise (manifestações pulmonares).

O diagnóstico da tuberculose laríngea pode ser obtido por isolamento e cultura do *M. tuberculosis*, sendo que o melhor material para a cultura é obtido mediante biópsia (que só é positiva em 40% dos casos). A resposta à terapia é excelente e a maioria das lesões desaparece em até 3 meses. Havendo persistência dos sintomas, é fundamental a investigação detalhada para exclusão de outros diagnósticos.

ACHADOS DE IMAGEM

Os achados radiológicos incluem espessamento mucoso difuso da laringe, irregular, uni ou bilateral, associado ao realce pós-contraste, sem a presença de massas focais. O local mais comum de envolvimento é a prega vocal (50-70%), seguida pela banda ventricular (40-50%), e os 10-15% restantes podem envolver epiglote, prega ariepiglótica, aritenóide, comissura posterior e subglote, podendo haver extensão para os espaços pré-epiglóticos e para-glóticos. Em casos mais avançados, pode ocorrer formação de lesões exofíticas ou nodulares com áreas de ulceração.

Como o acometimento pulmonar concomitante é muito freqüente, deve-se procurar por opacidades, nódulos e cavidades pulmonares, principalmente em ápices. Outro achado freqüente é a presença de linfoadenopatia tuberculosa, que se manifesta como linfonodos de dimensões aumentadas, geralmente com áreas de necrose central e realce periférico.

DIAGNÓSTICO DIFERENCIAL

Os principais diagnósticos diferenciais incluem as neoplasias e a paracoccidioidomicose. Outros diagnósticos diferenciais descritos são sarcoidose, granulomatose de Wegener, traumatismos pós-intubação, leishmaniose, actinomicose e sífilis.

LEITURAS RECOMENDADAS

Burrill *et al.* Tuberculosis: A Radiologic Review. *Radiographics* 2007 Sept./Oct;27(5):1255-1273.

Garcia R *et al.* Tuberculose e blastomicose laríngeas: relatos de casos e revisão da literatura. *Rev Bras Otorrinolaringol* 2004 Mar./Abr.;70(2):255-9.

Moon *et al.* CT and MRI imaging of head and neck tuberculosis. *Radiographics* 1997 Mar./Apr.;17(2):391-402.

MINHAS ANOTAÇÕES

INRAD

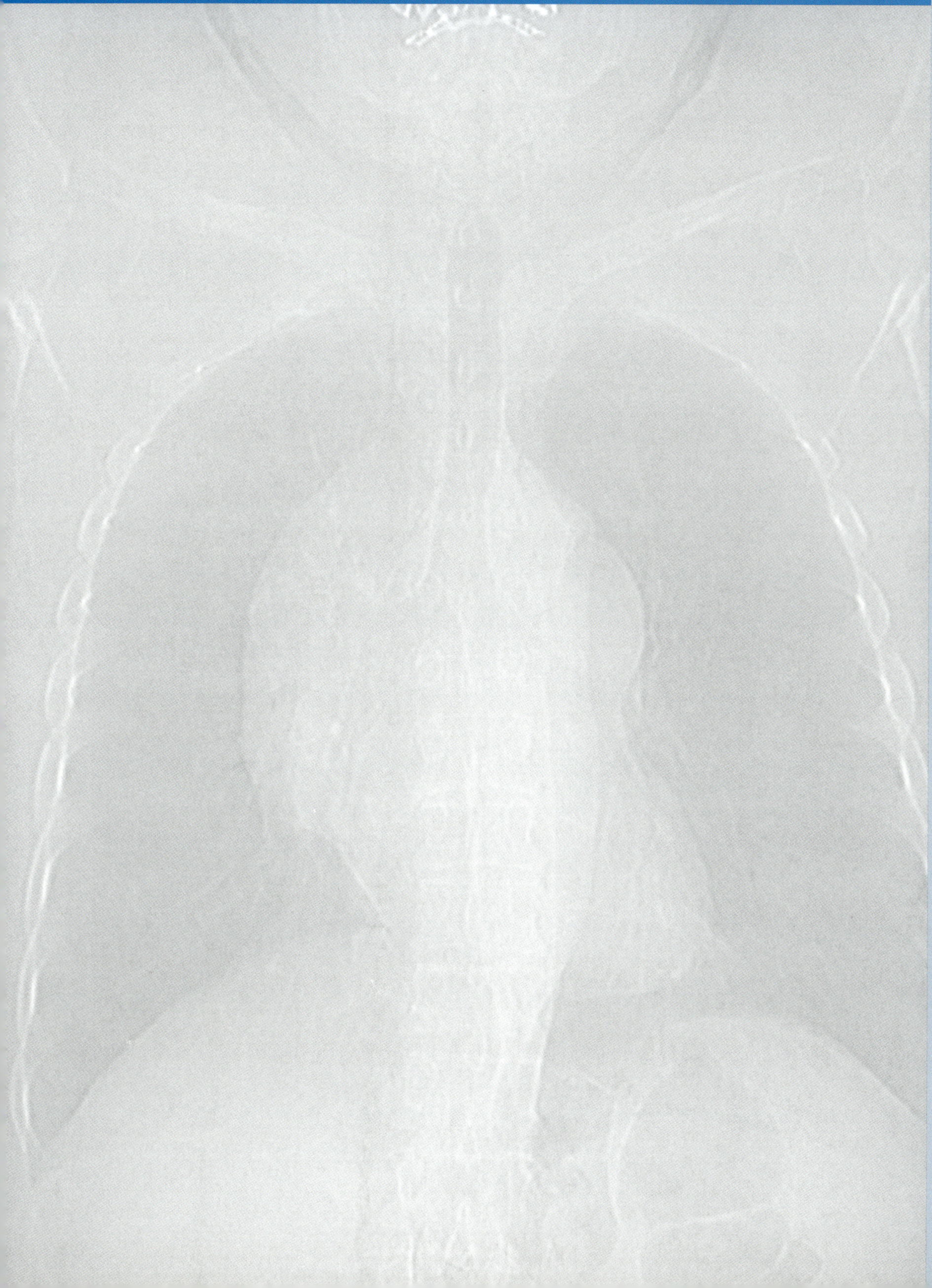

Tórax

QUADRO CLÍNICO

Paciente de 49 anos, sexo masculino, natural de Piracicaba, procurou assistência médica devido à queixa de tosse seca, perda de peso não aferida e astenia. Negava outras queixas. Apresentava anemia leve. Demais exames laboratoriais normais, inclusive gonadotrofina coriônica humana (β-HCG), alfafetoproteína e hormônio adrenocorticotrófico (ATCH).

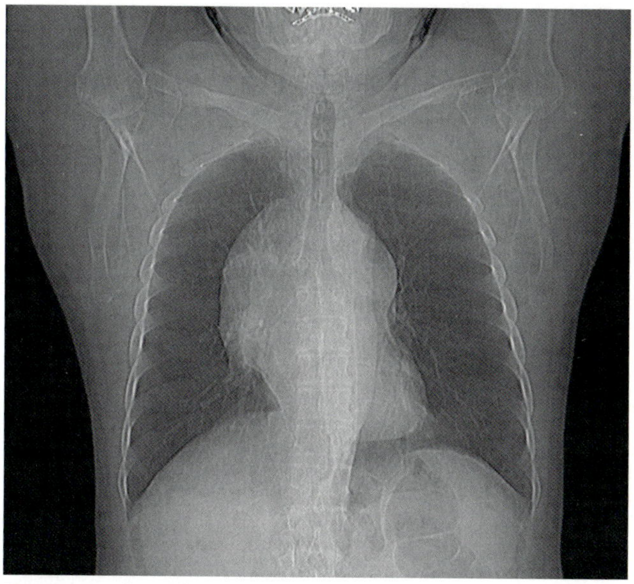

Fig. 8-1. Radiografia de tórax em PA.

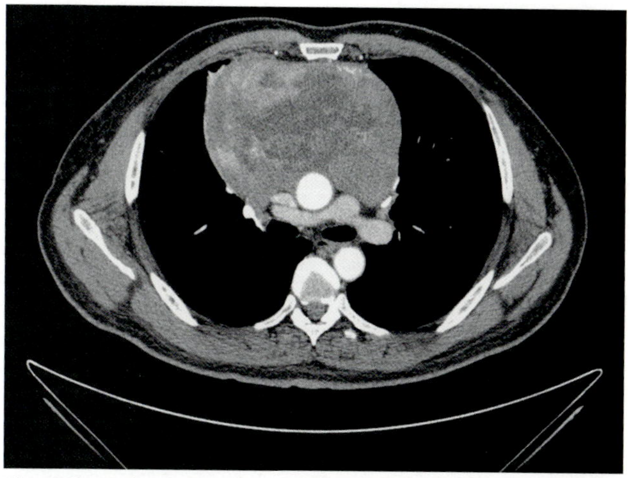

Fig. 8-2. TC de tórax pós-contraste axial.

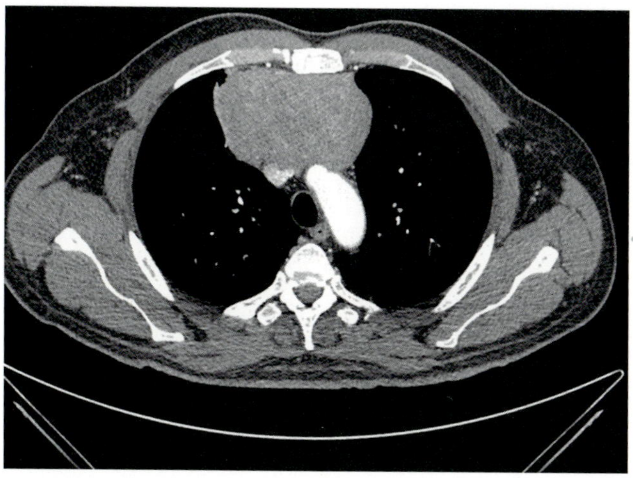

Fig. 8-3. TC de tórax pós-contraste axial.

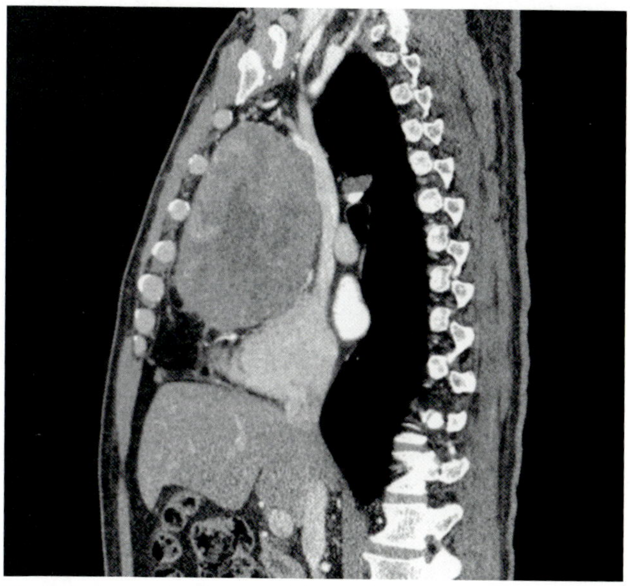

Fig. 8-4. Reconstrução sagital de TC de tórax.

CASO 8

Fabrício Stewan Feltrin

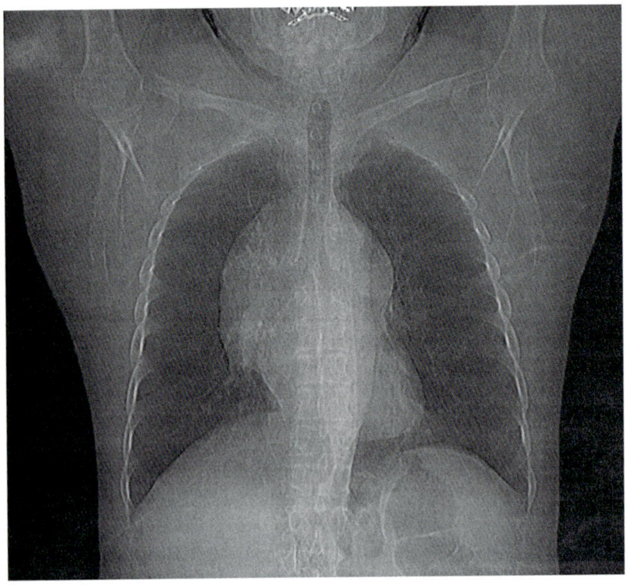

Fig. 8-1. Radiografia de tórax em PA demonstra massa mediastinal que não borra a vasculatura pulmonar ou o contorno da aorta descendente, o que localiza a lesão no mediastino anterior.

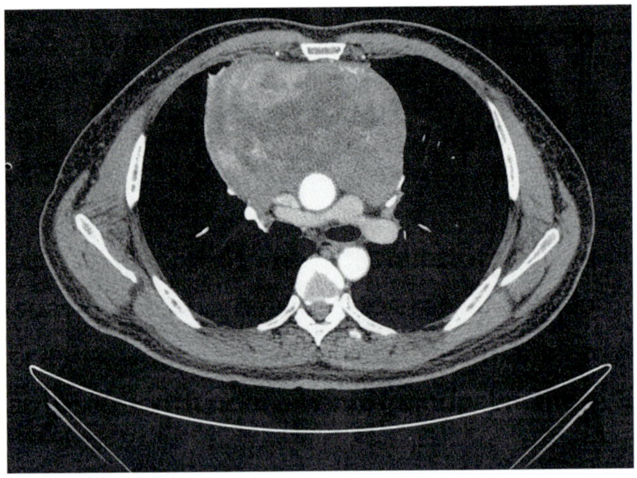

Fig. 8-2. TC de tórax pós-contraste axial, que demonstra volumosa massa mediastinal anterior, lobulada com realce heterogêneo e áreas de necrose, em íntimo contato com os vasos principais do mediastino superior.

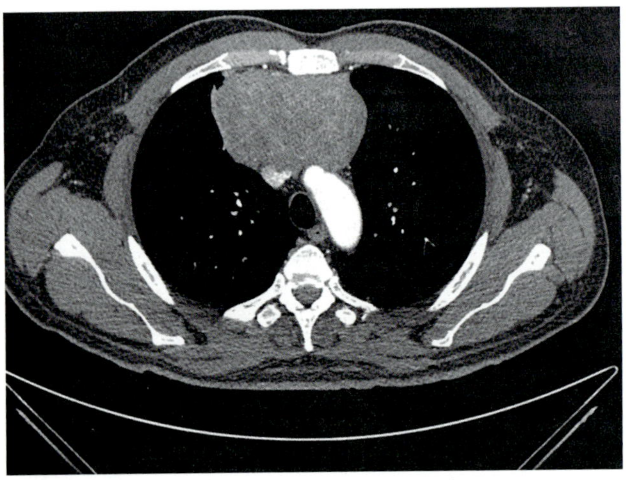

Fig. 8-3. TC de tórax pós-contraste axial, que demonstra volumosa massa mediastinal anterior, que promove uma indentação no contorno da veia cava superior, não se podendo descartar a invasão da mesma.

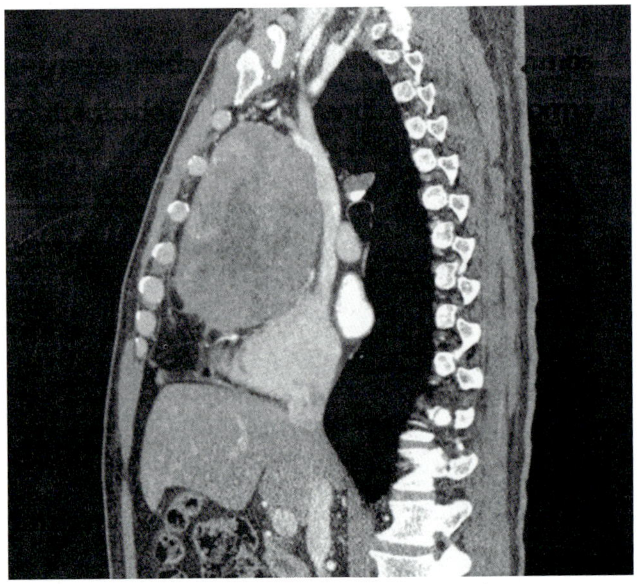

Fig. 8-4. Reconstrução coronal de TC de tórax pós-contraste que evidencia o íntimo contato com o tronco braquiocefálico.

DIAGNÓSTICO

Carcinoma neuroendócrino de timo. Marcador sinaptofisina positivo.

DEFINIÇÃO DA DOENÇA

Antigamente chamado de carcinóide tímico, é um tumor originado da crista neural primitiva e de comportamento agressivo. Histologicamente a maioria se assemelha aos carcinóides brônquicos. É caracterizado à imunoistoquímica como positivo à sinaptofisina em cerca de 70% dos casos.

ASPECTOS ANATOMOPATOLÓGICOS

Caracteriza-se à macroscopia como massa de contornos lobulados, podendo ser parcialmente capsulada, mas que em geral apresenta pontos de invasão capsular, com graus variados de necrose e calcificações de permeio. A histopatologia revela graus variados de anaplasia. Alguns tumores apresentam-se com células com múltiplos grânulos citoplasmáticos, característicos de tumores desta natureza. Outros casos apresentam-se como carcinomas pouco diferenciados, sendo sua natureza neuroendócrina evidenciada apenas pela positividade de marcadores como a sinaptofisina.

ASPECTOS CLÍNICOS E LABORATORIAIS

Idade média de apresentação: quarta ou quinta década de vida. A maioria dos casos se apresenta com sintomas devidos a invasão ou compressão de estruturas adjacentes. Cerca de 20% dos casos apresentam metástases a distância ao diagnóstico. É uma causa de síndrome de Cushing por secreção ectópica de hormônio adrenocorticotrófico (ACTH), (50% secretam ACTH e 30% dos pacientes manifestam síndrome de Cushing). Cerca de 20% dos pacientes apresenta NEMI (neoplasia endócrina múltipla tipo I). Não é descrita síndrome carcinóide neste subtipo de tumor neuroendócrino. Embora os achados de imagem não sejam específicos, pode-se suspeitar deste diagnóstico em paciente com massa em mediastino anterior e síndrome de Cushing por secreção ectópica de ACTH.

ACHADOS DE IMAGEM

Aos exames de imagem apresenta-se como grandes massas no mediastino anterior, localizadas no espaço pré-vascular, com atenuação de partes moles, realce heterogêneo, podendo ter calcificações de permeio. Este conjunto de achados é comum a todos os subtipos de neoplasia primária do timo. Características próprias dos carcinomas e dos tumores neuroendócrinos do timo são sua tendência a disseminar-se com metástase a distância e seu alto grau de agressividade local. Tem grande tendência a recorrência local mesmo anos após a ressecção da lesão.

DIAGNÓSTICO DIFERENCIAL

As principais lesões que podem simular o aspecto tomográfico dos carcinomas neuroendócrinos do timo são tumores de células germinativas, outras neoplasias tímicas como timoma invasivo, linfomas e, mais remotamente, bócio mergulhante.

LEITURAS RECOMENDADAS

Nishino M, Ashiku SK, Kocher ON *et al.* Thymus – A comprehensive rewiew. *Radiographics* 2006;26:335-348.

Shimosato Y, Mukai K. Tumors of the thymus and related lesions. In: Shimosato Y, Mukai K (Eds.). *Atlas of tumor pathology: tumors of the mediastinum*. Washington, DC: Armed Forces Institute of Pathology, 1997. p. 158-168. Fasc 21, Ser 3.

Tomiyama N, Johkoh T, Mihara N *et al.* Using the World Health Organization Classification of thymic epithelial neoplasms to describe CT findings. *AJR Am J Roentgenol* 2002;179:881-886.

MINHAS ANOTAÇÕES

QUADRO CLÍNICO

Paciente de 45 anos do sexo feminino, natural de São Paulo. Queixava-se de dispnéia progressiva há cerca de 2 anos, com importante piora nos últimos meses. Esteve em tratamento de linfangioleiomiomatose em outro serviço, sem melhora clínica.

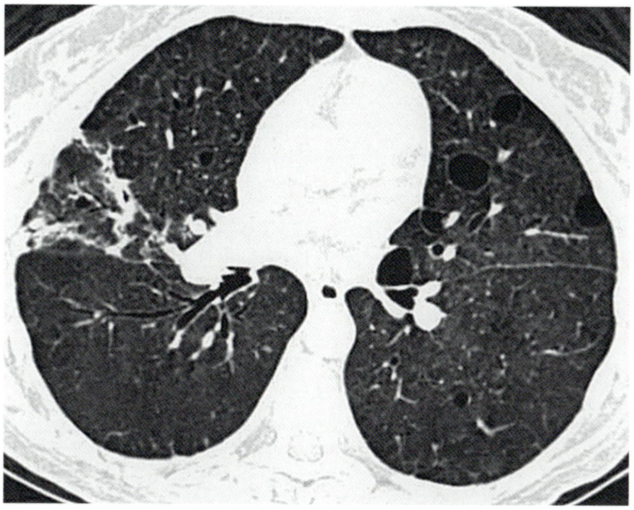

Fig. 9-1. TC de tórax: corte axial na janela pulmonar. Condensação do lobo médio – local de biópsia prévia.

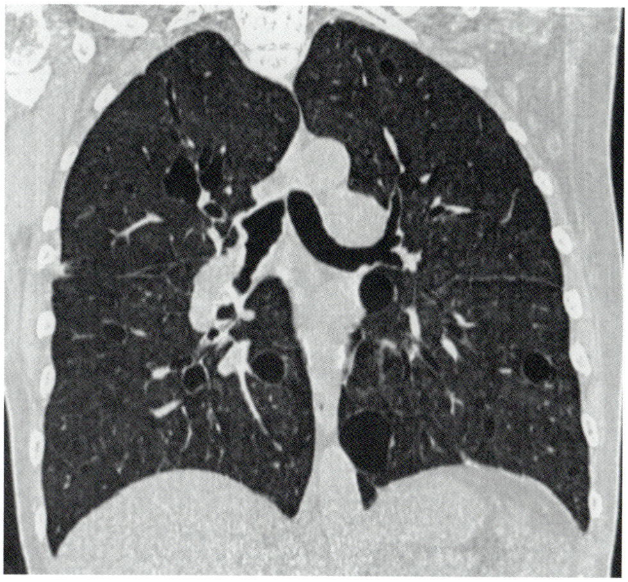

Fig. 9-2. TC de tórax: corte coronal na janela pulmonar.

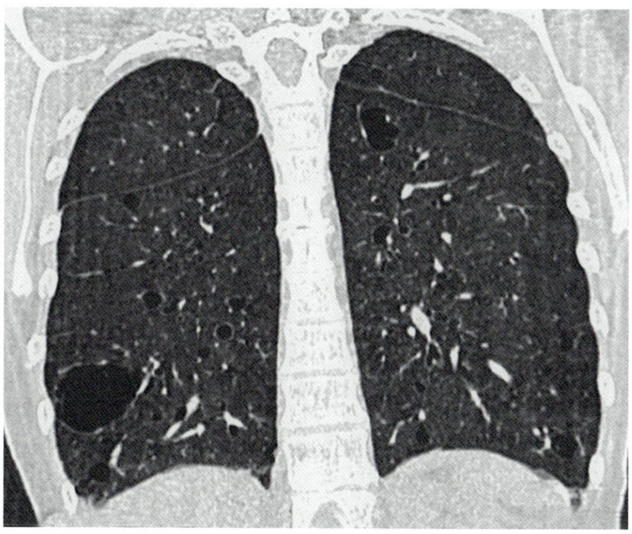

Fig. 9-3. TC de tórax: corte coronal na janela pulmonar.

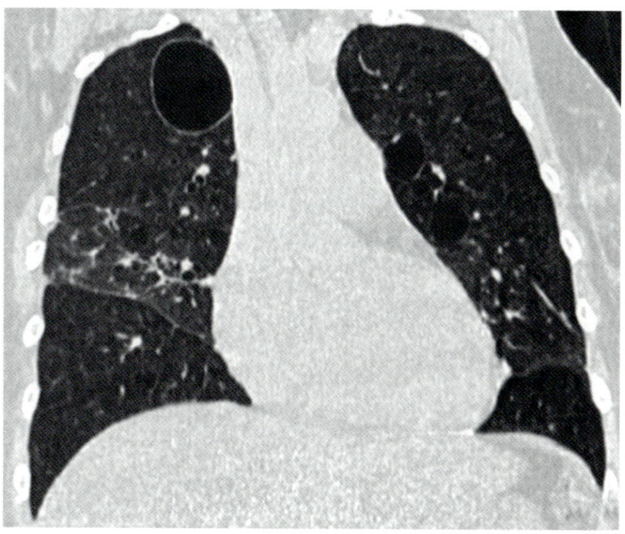

Fig. 9-4. TC de tórax: corte coronal na janela pulmonar.

CASO 9

Laércio Castilho Lopes Neto

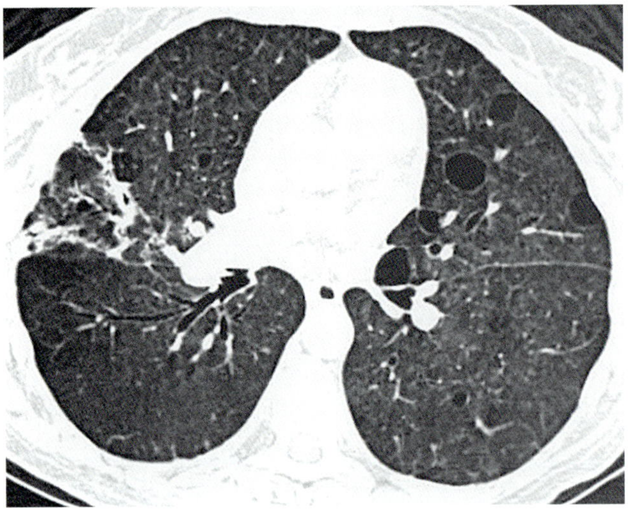

Fig. 9-1. TC de tórax axial. Cistos pulmonares de diferentes tamanhos. Opacidades em vidro fosco bilaterais. Notar espessamento dos septos interlobulares, particularmente evidente no lobo médio. Consolidação no lobo médio – local de biópsia prévia.

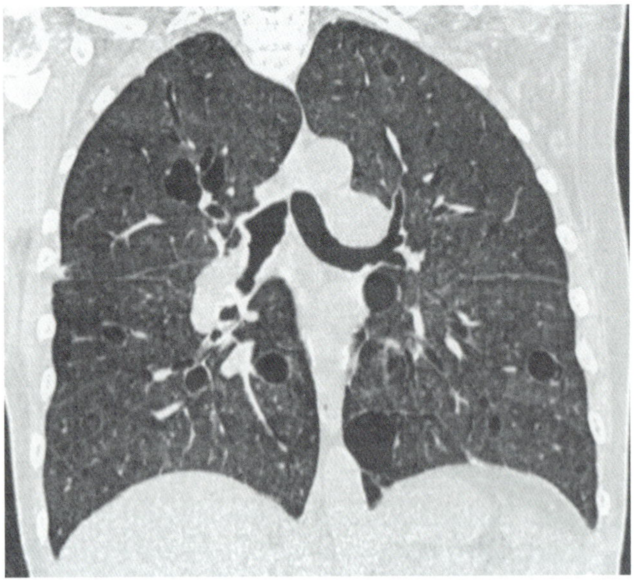

Fig. 9-2. TC de tórax coronal. Cistos pulmonares esparsos e opacidades em vidro fosco difusas.

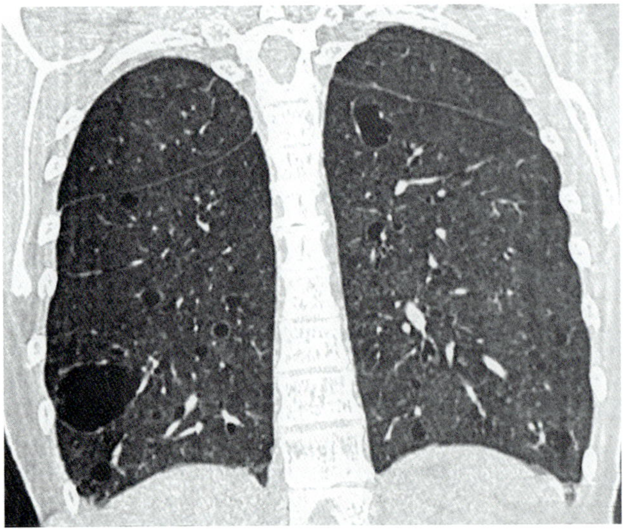

Fig. 9-3. TC de tórax coronal. Cistos pulmonares de diferentes tamanhos e opacidades em vidro fosco difusas.

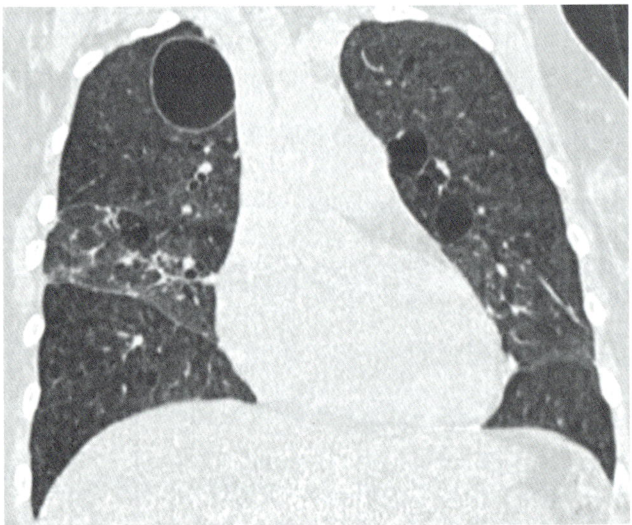

Fig. 9-4. TC de tórax coronal. Cistos pulmonares, sendo o maior no lobo superior. Opacidades em vidro fosco.

Laércio Castilho Lopes Neto

DIAGNÓSTICO

Pneumonia intersticial linfocítica.

DEFINIÇÃO DA DOENÇA

Doença intersticial rara que acomete principalmente mulheres e apresenta grande associação à síndrome de Sjögren.

DISCUSSÃO

A doença acomete principalmente mulheres na quarta e quinta décadas de vida, sendo o quadro clínico de tosse e dispnéia de longa evolução. Não apresenta associação a tabagismo.

Associa-se a síndrome de Sjögren (principalmente), AIDS e doença de Castleman.

Sendo uma doença de cunho imunológico, o tratamento é feito com corticóides (evolução variável).

ACHADOS DE IMAGEM

Os principais achados são cistos pulmonares esparsos de diferentes tamanhos; opacidades em vidro fosco difusas; espessamento do interstício peribroncovascular e de septos interlobulares; micronódulos centrolobulares e linfonodomegalias (principalmente quando associadas a Castleman).

O quadro de imagem associado aos achados clínicos é muito sugestivo desse diagnóstico. No entanto na maioria dos casos é realizada biópsia para o diagnóstico definitivo.

DIAGNÓSTICO DIFERENCIAL

Os principais diagnósticos diferenciais são as doenças que também cursam com cistos pulmonares: linfangioleiomiomatose (apresentam cistos com tamanho homogêneo e não há micronódulos centrolobulares); histiocitose (acomete homens tabagistas e não costuma cursar com espessamento septal e linfonodomegalias); pneumonite por hipersensibilidade (não costuma cursar com cistos e espessamento septal); pneumocistose (acomete imunocomprometidos, costuma ter evolução aguda, sem espessamento septal na maioria dos casos).

LEITURAS RECOMENDADAS

Johkoh T, Müller NL, Pickford HA *et al. Lymphocytic Interstitial Pneumonia: Thin-Section CT Findings in 22 Patients. Radiology* 1999;212:567.

Lynch DA, Travis WD, Müller NL *et al.* Idiopathic interstitial pneumonias: CT features. *Radiology* 2005;236:10-21.

MINHAS ANOTAÇÕES

QUADRO CLÍNICO

Paciente de 3 anos, do sexo feminino, sem antecedentes patológicos, com queixa de tosse e febre há 5 dias. Exame físico evidenciou ausculta pulmonar assimétrica (murmúrios vesiculares reduzidos à direita).

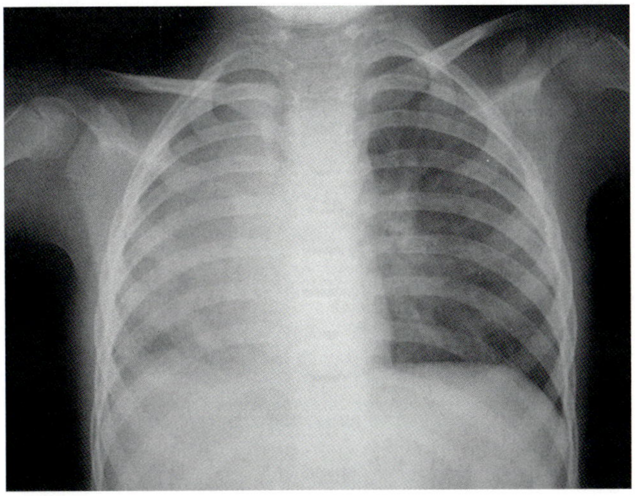

Fig. 10-1. Radiografia simples de tórax, incidência póstero-anterior.

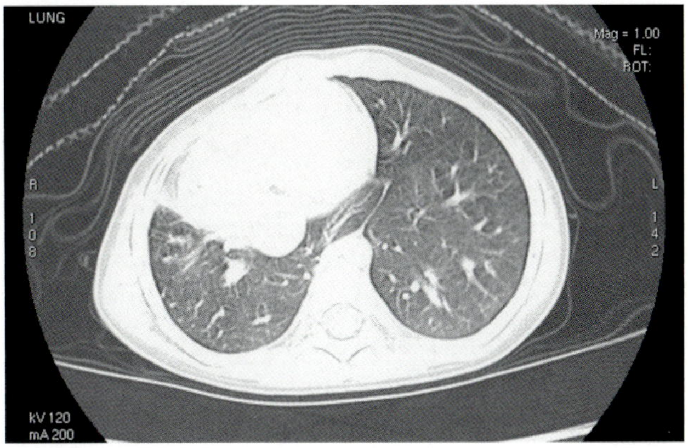

Fig. 10-2. Corte axial de TC (janela pulmonar).

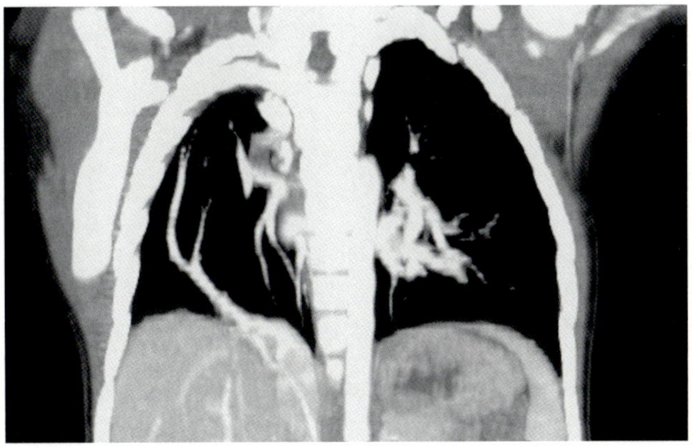

Fig. 10-3. Reconstrução coronal de TC com contraste endovenoso (janela mediastinal).

CASO 10

Alexandre Castilho Valim

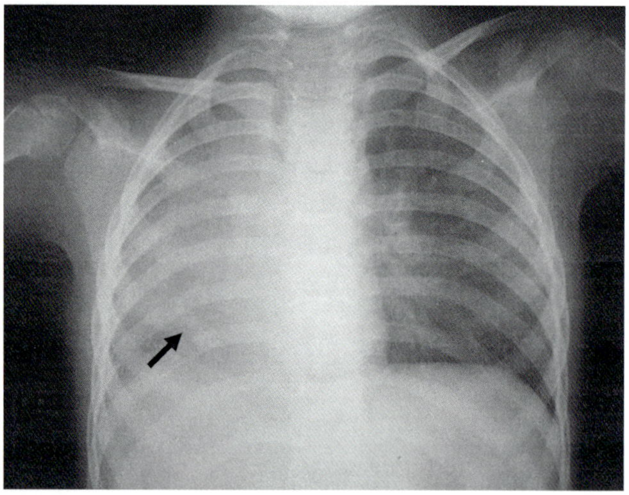

Fig. 10-1. Radiografia simples de tórax, incidência póstero-anterior, demonstrando velamento do hemitórax direito, com desvio mediastinal ipsolateral e estrutura arqueada paracardíaca ("sinal da cimitarra" – *seta*).

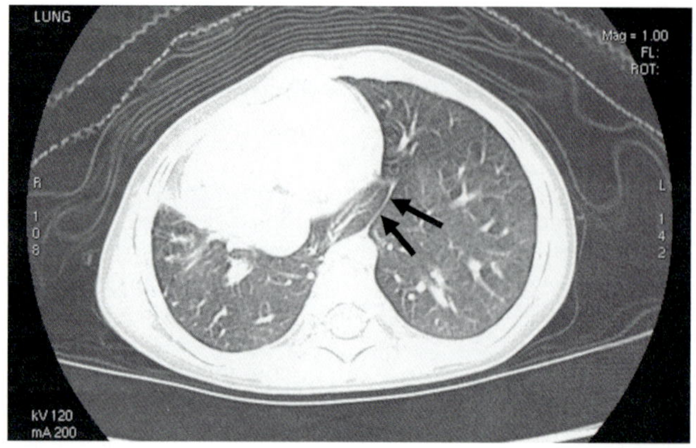

Fig. 10-2. Corte axial de TC (janela pulmonar) demonstrando pulmão direito hipogenético com desvio mediastinal ipsolateral, com insinuação da base pulmonar direita em direção contralateral, posteriormente ao coração, configurando aspecto de "pulmão em ferradura" *(seta)*.

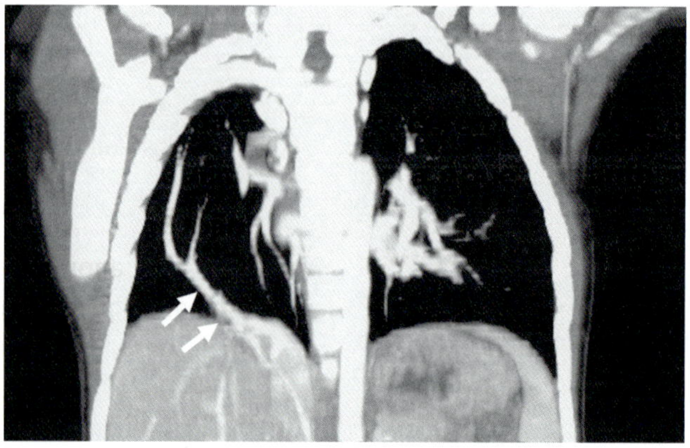

Fig. 10-3. Reconstrução coronal de TC com contraste endovenoso (janela mediastinal) demonstrando veia anômala de drenagem no pulmão direito *(seta)*, desembocando na veia cava inferior supradiafragmática.

DIAGNÓSTICO

Síndrome venolobar congênita.

DEFINIÇÃO DA DOENÇA

A síndrome venolobar congênita representa um espectro de anomalias do desenvolvimento torácico, as quais podem ocorrer nas mais distintas combinações. Podem-se dividir tais anomalias em dois grupos: um grupo dos componentes principais do espectro, mais freqüentes, e outro secundário.

Os componentes principais são pulmão hipogenético, retorno venoso anômalo, ausência/hipoplasia da artéria pulmonar ipsolateral, seqüestro pulmonar, arterialização sistêmica pulmonar sem seqüestro, ausência/interrupção da veia cava inferior e duplicação do diafragma. Destes, o pulmão hipogenético e o retorno venoso anômalo são os mais importantes, uma vez que um dos dois, ou ambos os achados, encontram-se invariavelmente presentes na síndrome. Quando presentes, a síndrome pode ser chamada também de síndrome do pulmão hipogenético ou "síndrome da cimitarra" (havendo visibilização deste sinal à radiografia simples), respectivamente.

Os componentes secundários são trifurcação traqueal, eventração ou ausência parcial do diafragma, cisto frênico, "pulmão em ferradura", comunicação da árvore traquebrônquica com o estômago ou o esôfago, veia cava superior anômala e ausência do pericárdio.

Pode haver anomalias outras associadas que não fazem parte da síndrome propriamente dita. Elas podem ser cardíacas, como comunicação interatrial e interventricular, ou vertebrais, como escoliose e presença de hemivértebras.

ASPECTOS CLÍNICOS E LABORATORIAIS

O quadro clínico dos pacientes é variável, a depender das anomalias presentes. A maior parte dos pacientes é assintomática, sendo a síndrome muitas vezes descoberta incidentalmente (como no caso apresentado), por vezes já na idade adulta. No entanto, sintomas decorrentes dos componentes da síndrome, quando exuberantes, podem surgir precocemente, como hemoptise, dispnéia ou quadro de pneumonias recorrentes. As malformações cardíacas associadas podem ser também responsáveis pelas principais manifestações clínicas, como insuficiência cardíaca e cianose.

ACHADOS DE IMAGEM

O achado clássico da síndrome venolobar congênita é o "sinal da cimitarra", descrito na radiografia simples de tórax, que corresponde à veia de drenagem anômala, localizada à direita. Tal termo advém da semelhança do vaso, de morfologia habitualmente curva e com convexidade medial, com uma espada turca. Outros achados típicos que também podem ser vistos à radiografia são o pulmão hipogenético, de volume reduzido e geralmente hipotransparente, e o desvio mediastinal para o lado acometido.

A tomografia computadorizada (TC) com contraste endovenoso permite melhor análise das anomalias congênitas, acrescentando informações às já fornecidas pela radiografia. Além de ser método não-invasivo e rápido, ela permite ao radiologista, entre outras coisas, gerar imagens angiográficas que podem demonstram a drenagem da veia anômala com maior precisão, mais freqüentemente desembocando na veia cava inferior; demonstrar as anormalidades traqueobrônquicas que acompanham o pulmão hipogenético (agenesia, aplasia ou hipoplasia); e reconstruir imagens do parênquima em múltiplos planos.

LEITURAS RECOMENDADAS

Konen E, Raviv-Zilka L, Cohen RA *et al.* Congenital pulmonary venolobar syndrome: spectrum of helical CT findings. *RadioGraphics* 2003;23:1175-1184.

Woodring JH, Howard TA, Kanga JF. Congenital pulmonary venolobar syndrome revisited. *RadioGraphics* 1994;14:349-369.

Zylak CJ, Eyler WR, Spizarny DL, Stone CH. Developmental lung anomalies in the adult: radiologic-pathologic correlation. *RadioGraphics* 2002;22:825-843.

MINHAS ANOTAÇÕES

QUADRO CLÍNICO

Paciente de 43 anos, sexo masculino, hipertenso, com queixa de dor precordial intermitente há 4 meses, sem nítida relação com esforço físico. Ecocardiograma transesofágico de 1 ano atrás demonstrava dupla lesão valvar aórtica. Cintilografia miocárdica inconclusiva.

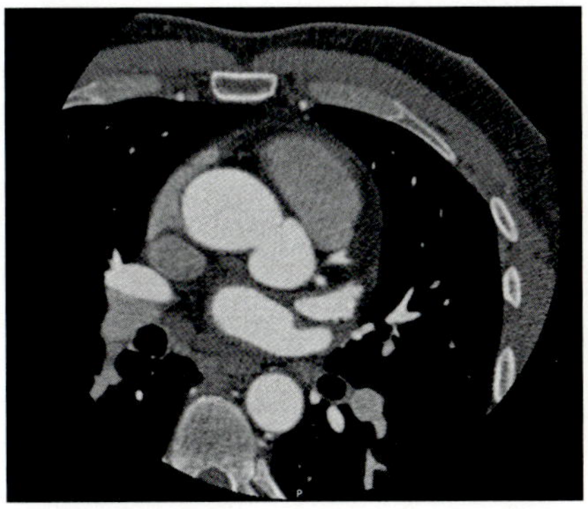

Fig. 11-1. Imagem axial TCMD/ECG-*gated* de angiotomografia de artérias coronárias.

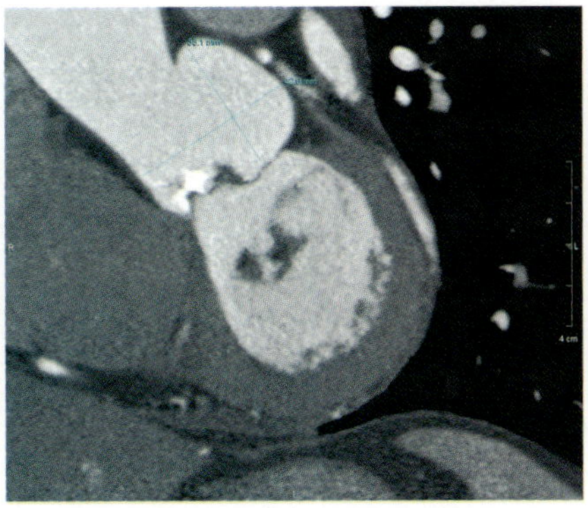

Fig. 11-2. Reconstrução oblíqua de angiotomografia de artérias coronárias.

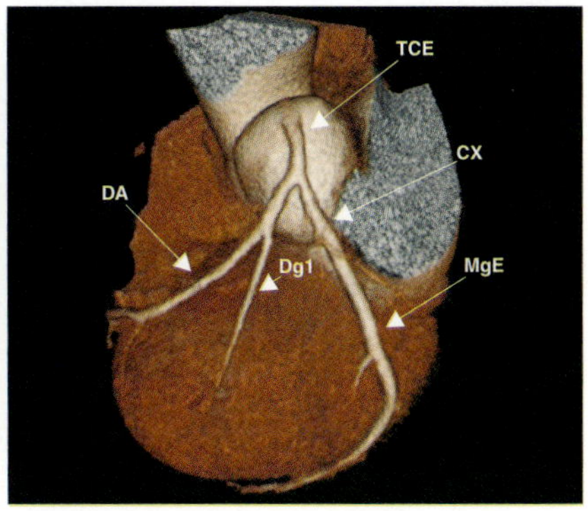

Fig. 11-3. Reconstrução 3D da angiotomografia de coronárias.

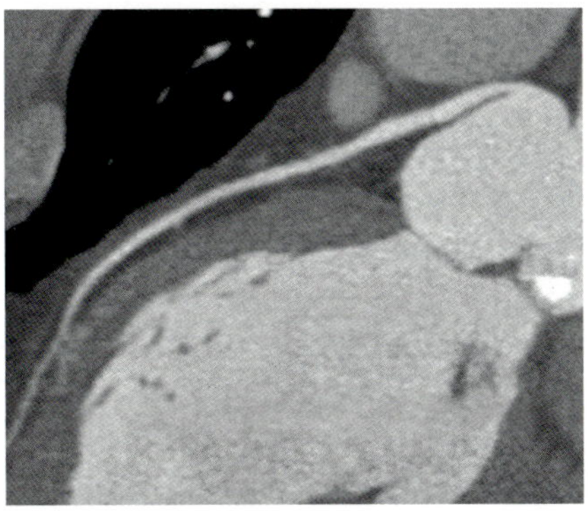

Fig. 11-4. Reconstrução oblíqua orientada pela artéria coronária esquerda.

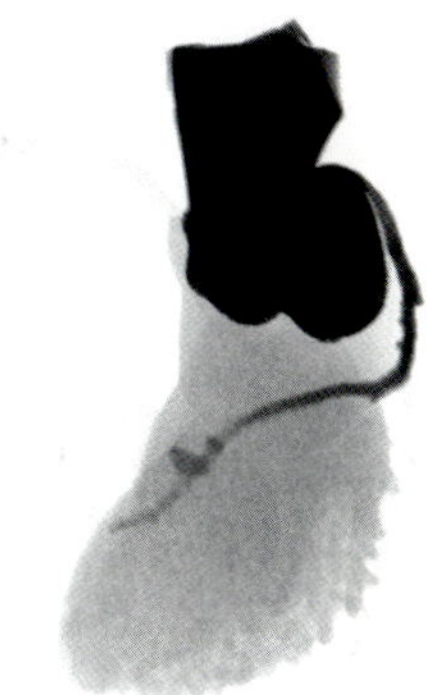

Fig. 11-5. Reconstrução arteriográfica do TCE.

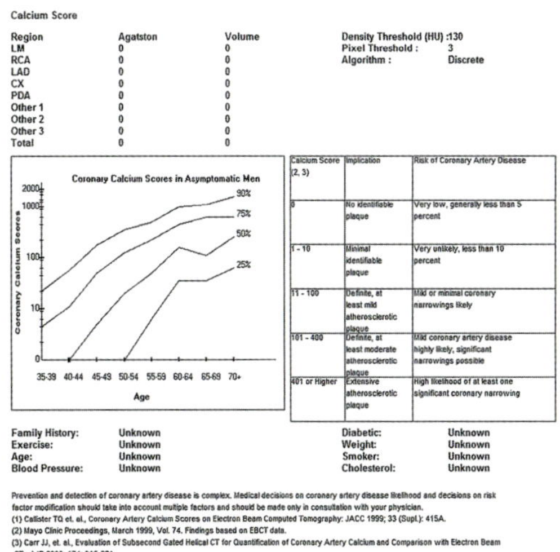

Calcium Score

Region	Agatston	Volume
LM	0	0
RCA	0	0
LAD	0	0
CX	0	0
PDA	0	0
Other 1	0	0
Other 2	0	0
Other 3	0	0
Total	0	0

Density Threshold (HU) :130
Pixel Threshold : 3
Algorithm : Discrete

Calcium Score (2, 3)	Implication	Risk of Coronary Artery Disease
0	No identifiable plaque	Very low, generally less than 5 percent
1 - 10	Minimal identifiable plaque	Very unlikely, less than 10 percent
11 - 100	Definite, at least mild atherosclerotic plaque	Mild or minimal coronary narrowings likely
101 - 400	Definite, at least moderate atherosclerotic plaque	Mild coronary artery disease highly likely, significant narrowings possible
401 or Higher	Extensive atherosclerotic plaque	High likelihood of at least one significant coronary narrowing

Family History: Unknown
Exercise: Unknown
Age: Unknown
Blood Pressure: Unknown

Diabetic: Unknown
Weight: Unknown
Smoker: Unknown
Cholesterol: Unknown

Prevention and detection of coronary artery disease is complex. Medical decisions on coronary artery disease likelihood and decisions on risk factor modification should take into account multiple factors and should be made only in consultation with your physician.
(1) Callister TQ et. al., Coronary Artery Calcium Scores on Electron Beam Computed Tomography: JACC 1999; 33 (Supl.): 415A.
(2) Mayo Clinic Proceedings, March 1999, Vol. 74. Findings based on EBCT data.
(3) Carr JJ, et. al., Evaluation of Subsecond Gated Helical CT for Quantification of Coronary Artery Calcium and Comparison with Electron Beam CT.; AJR 2000; 174: 915-921

Fig. 11-6. Escore de cálcio.

Larissa Muramoto Yano

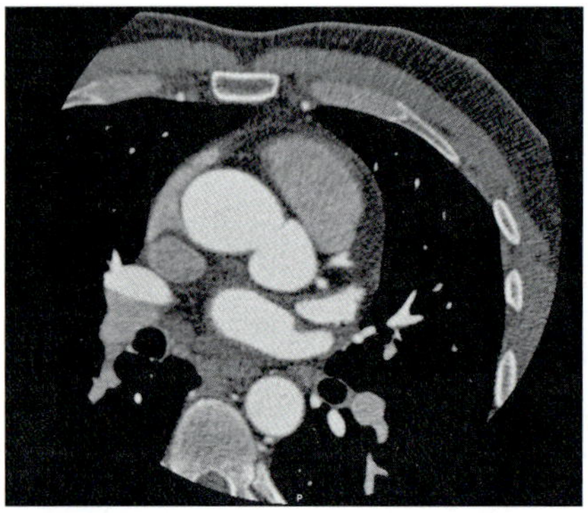

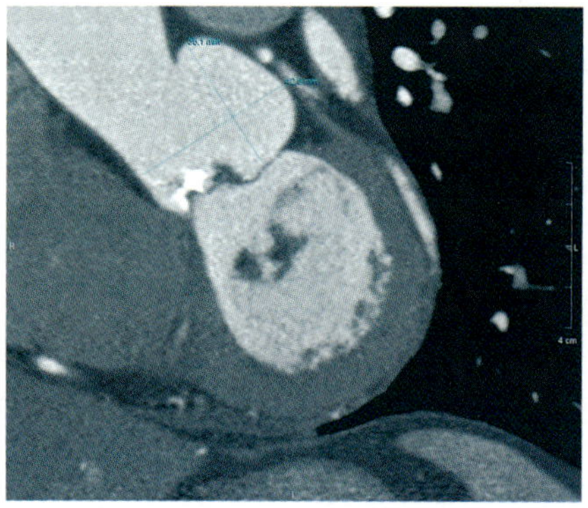

Figs. 11-1 e 11-2. Imagem axial TCMD/ECG-*gated* (1) e reconstrução oblíqua (2) de angiotomografia de artérias coronárias. Nota-se dilatação sacular do seio coronariano esquerdo.

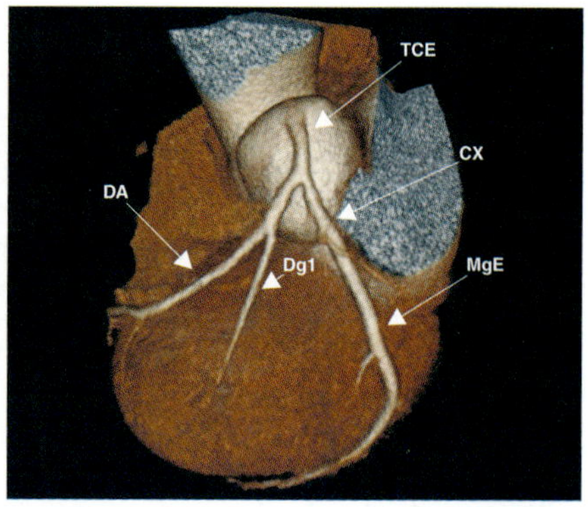

Fig. 11-3. Aneurisma do seio de Valsalva esquerdo e sua relação com a emergência do tronco da artéria coronária esquerda (TCE) e seus ramos: artéria descendente anterior (DA) e artéria circunflexa (CX).

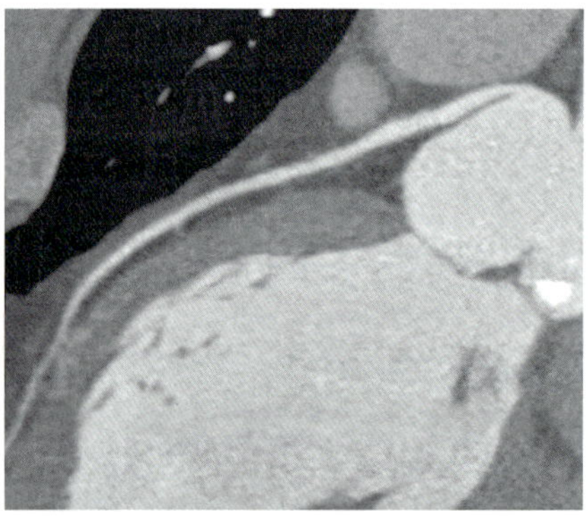

Fig. 11-4. Nota-se redução luminal significativa da emergência do TCE pela angulação decorrente do aneurisma. Demais segmentos do vaso sem particularidades.

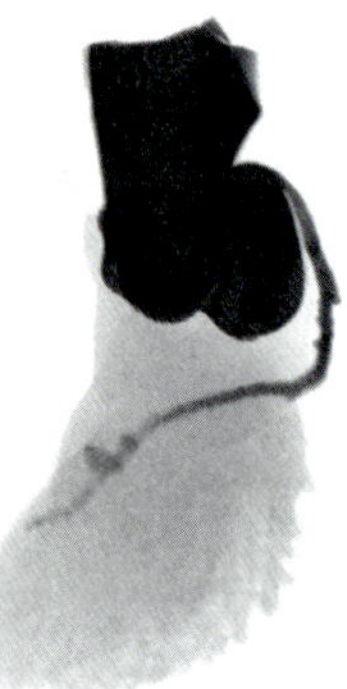

Fig. 11-5. Reconstrução arteriográfica do TCE. Assimetria dos seios de Valsalva com dilatação aneurismática à esquerda.

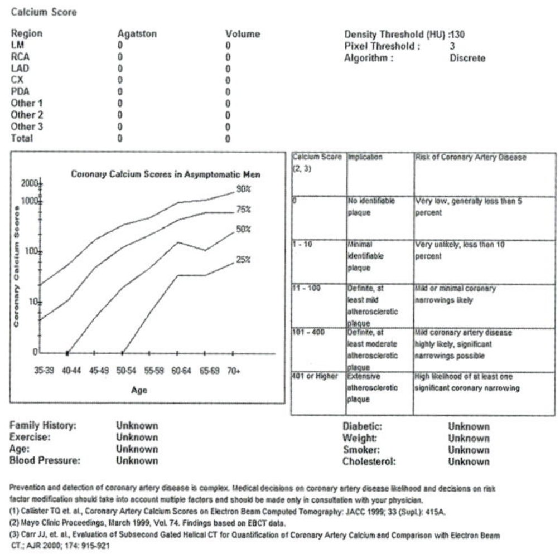

Calcium Score

Region	Agatston	Volume
LM	0	0
RCA	0	0
LAD	0	0
CX	0	0
PDA	0	0
Other 1	0	0
Other 2	0	0
Other 3	0	0
Total	0	0

Density Threshold (HU) :130
Pixel Threshold : 3
Algorithm : Discrete

Calcium Score (2, 3)	Implication	Risk of Coronary Artery Disease
0	No identifiable plaque	Very low, generally less than 5 percent
1 - 10	Minimal identifiable plaque	Very unlikely, less than 10 percent
11 - 100	Definite, at least mild atherosclerotic plaque	Mild or minimal coronary narrowings likely
101 - 400	Definite, at least moderate atherosclerotic plaque	Mild coronary artery disease highly likely, significant narrowings possible
401 or Higher	Extensive atherosclerotic plaque	High likelihood of at least one significant coronary narrowing

Family History: Unknown
Exercise: Unknown
Age: Unknown
Blood Pressure: Unknown

Diabetic: Unknown
Weight: Unknown
Smoker: Unknown
Cholesterol: Unknown

Prevention and detection of coronary artery disease is complex. Medical decisions on coronary artery disease likelihood and decisions on risk factor modification should take into account multiple factors and should be made only in consultation with your physician.
(1) Callister TQ et. al., Coronary Artery Calcium Scores on Electron Beam Computed Tomography: JACC 1999; 33 (Supl.): 415A.
(2) Mayo Clinic Proceedings, March 1999, Vol. 74. Findings based on EBCT data.
(3) Carr JJ, et. al., Evaluation of Subsecond Gated Helical CT for Quantification of Coronary Artery Calcium and Comparison with Electron Beam CT.; AJR 2000; 174: 915-921

Fig. 11-6. Escore de cálcio zero estratificando o paciente em baixo risco para doença aterosclerótica coronariana.

DIAGNÓSTICO

Aneurisma do seio de Valsalva esquerdo com angulação anômala e redução luminal significativa do tronco da coronária esquerda.

DEFINIÇÃO

Os seios de Valsalva (seios aórticos) constituem os três recessos da raiz da aorta compreendidos entre a parede aórtica e a valva correspondente; seu limite superior forma a união sinotubular, e seu limite inferior, o ponto mais baixo de inserção das valvas aórticas. As artérias coronarianas originam-se dos seios de Valsalva (direito e esquerdo), havendo ainda o seio não-coronariano do qual não se origina nenhum óstio vascular.

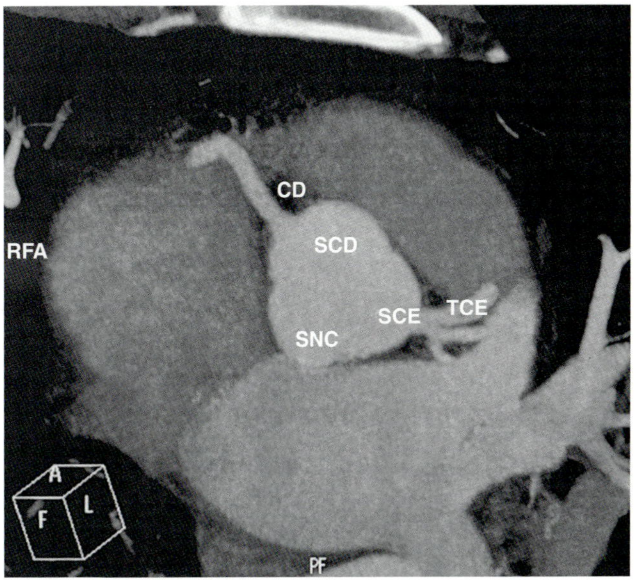

Fig. 11-7. Seios aórticos: seios coronariano direito (SCD), esquerdo (SCE) e não-coronariano (SNC). Representação da emergência das artérias coronárias direita (CD) e esquerda (CE).

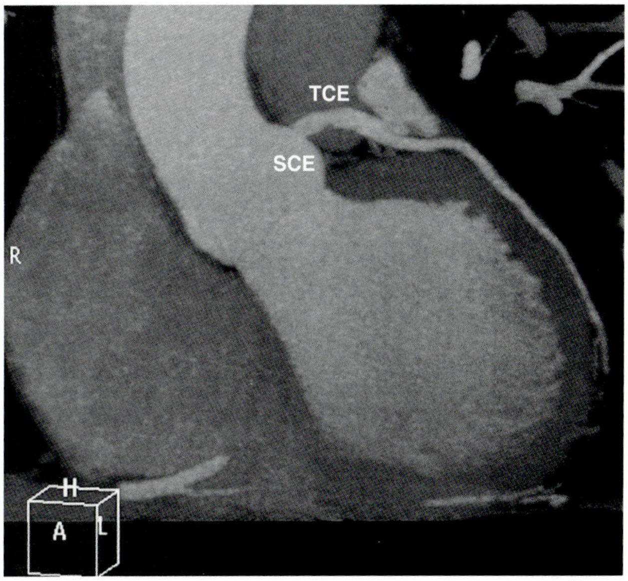

Fig. 11-8. Reconstrução coronal de angiotomografia demonstrando a raiz da aorta e suas válvulas e o ângulo habitual da emergência do TCE.

ASPECTOS CLÍNICOS

Os aneurismas dos seios de Valsalva representam 0,1-3,5% das alterações congênitas cardíacas, sendo que cerca de 75-90% acometem o seio direito.

Há predomínio no sexo masculino e na população asiática. O pico ocorre aos 30 anos, podendo ser assintomático em até 25% dos casos.

Entre as causas podemos citar os congênitos, decorrentes de endocardite bacteriana, pós-traumáticos, relacionados com outras afecções (Behçet, Marfan, Ehlers-Danlos, Turner, válvula aórtica bicúspide, osteogênese imperfeita, sífilis, tuberculose) ou com alterações degenerativas relacionadas com a idade.

Nos casos congênitos, raramente são um achado isolado, estando relacionados freqüentemente com defeitos do septo interventricular, insuficiência aórtica e coarctação.

O quadro clínico geralmente decorre de complicações como obstrução mecânica das coronárias (angina, tontura, síncope), compressão/alterações decorrentes do crescimento do aneurisma (bloqueio de ramo), ruptura (sintomas progressivos de insuficiência cardíaca congestiva (ICC), dor torácica aguda com dispnéia).

ACHADOS DE IMAGEM

A radiografia simples pode demonstrar cardiomegalia e congestão pulmonar nos casos de falência cardíaca progressiva. Quando há ruptura para o ventrículo direito, pode-se observar aumento das câmaras direitas. Raramente se verifica ruptura para a esquerda.

Além da avaliação morfológica no ecocardiograma, o uso do estudo dopplervelocimétrico pode aumentar a acurácia na localização do *shunt* nos casos de ruptura e sua magnitude, no planejamento cirúrgico/angiográfico e no fluxo sanguíneo local.

A angiotomografia coronariana é um método não-invasivo com utilização crescente no estudo de anomalias coronarianas congênitas e patologias da aorta ascendente, fornecendo detalhes anatômicos precisos bem como informações funcionais, além de demonstrar possíveis complicações e doença aterosclerótica concomitante.

A angiografia convencional persiste como padrão-ouro na quantificação do grau de redução luminal coronariana, permitindo intervenções terapêuticas no mesmo procedimento.

A ressonância magnética (RM), embora com indicação limitada em se tratando de pacientes com dor torácica aguda, pode facilitar a identificação de aneurisma e sinais de ruptura. A cinerressonância permite a avaliação da insuficiência cardíaca e do fluxo do *shunt*. As seqüências *black blood* podem ser úteis para avaliar as anormalidades de fluxo da aorta ascendente e a morfologia valvar e da raiz da aorta.

DIAGNÓSTICO DIFERENCIAL

Como citado, os principais diagnósticos diferenciais são lesões traumáticas da raiz da aorta, sífilis terciária e endocardite aguda.

LEITURAS RECOMENDADAS

Bonatelli Filho L, Rampinelli A, Collaço J. Correção cirúrgica do aneurisma roto do seio de Valsalva: relato de dois casos. *Rev Bras Cir Cardiovasc* 1999;14(4):344-7 .

White CS, Plotnick GD. Diagnosis please – case 33: sinus of Valsalva aneurysm. *Radiology* 2001;219:82-85.

Bayne EJ. Sinus of Valsalva aneurysm. Disponível em: http://www.emedicine.com/ped/TOPIC2106.HTM.

QUADRO CLÍNICO

Paciente de 51 anos, sexo feminino, apresentando dispnéia progressiva associada a tosse e chiado há 2 anos. Tratada para asma, sem melhora, iniciou-se investigação diagnóstica.

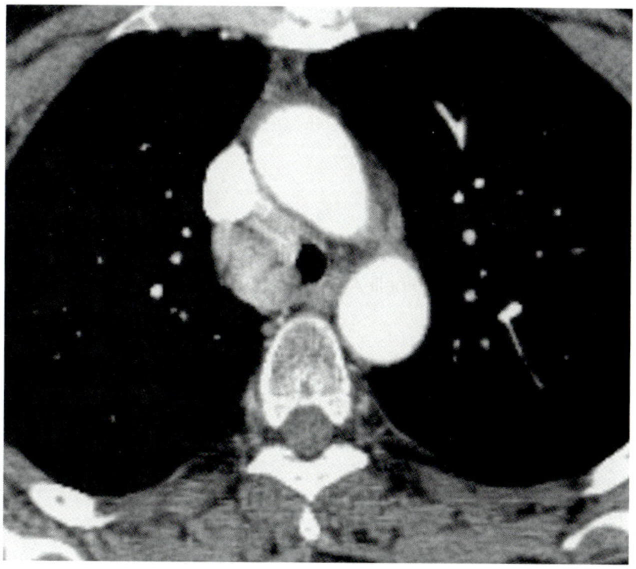

Fig. 12-1. TC, imagem axial, janela de mediastino.

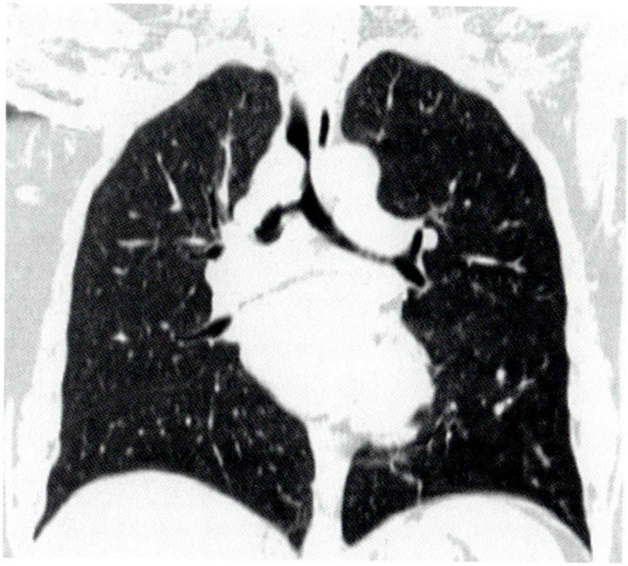

Fig. 12-2. Reconstrução coronal de TC, janela pulmonar.

EVOLUÇÃO CLÍNICA

A paciente foi submetida a alívio da obstrução com passagem de prótese endotraqueal. No PO imediato evoluiu com dispnéia.

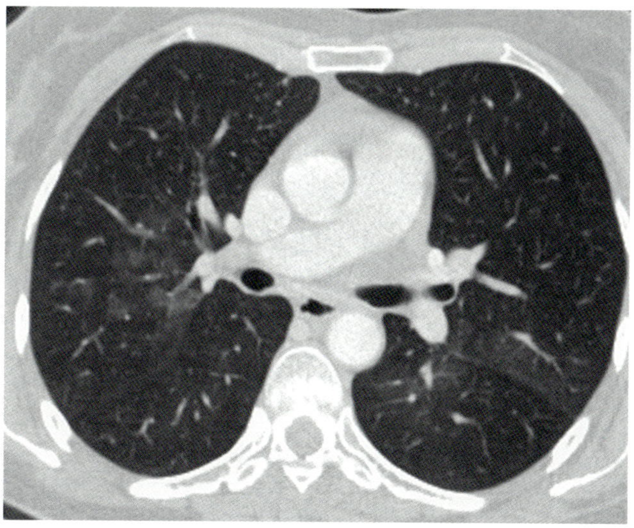

Fig. 12-3. TC, imagem axial em janela de pulmão.

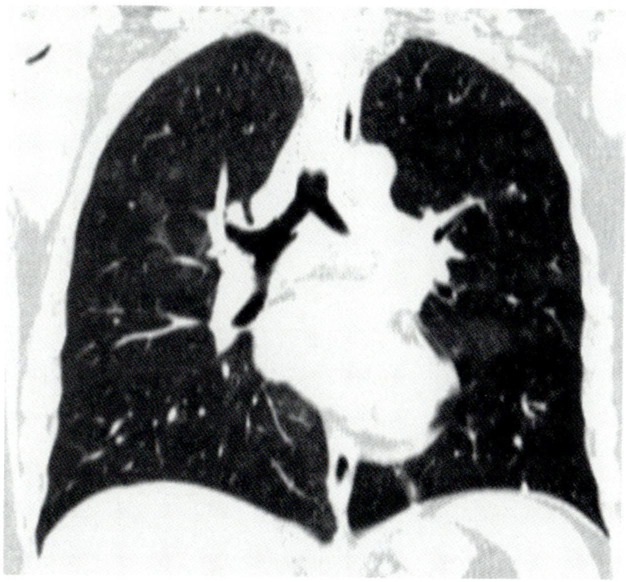

Fig. 12-4. Reconstrução coronal em janela de pulmão.

Luciana Cristina Pasquini Raiza

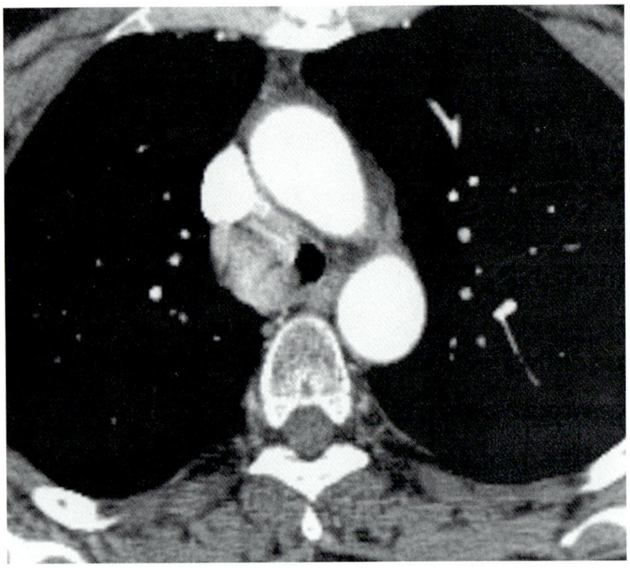

Fig. 12-1. TC, imagem axial, janela de mediastino, mostra lesão sólida vegetante de contornos irregulares na parede póstero-lateral direita e no terço inferior da traquéia, obliterando a gordura pré e paratraqueal direita em contato com a veia cava superior.

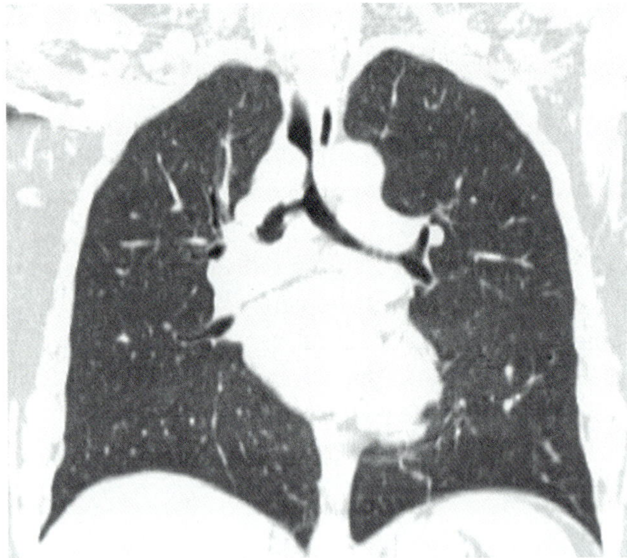

Fig. 12-2. Reconstrução coronal de TC, janela pulmonar, mostra lesão sólida vegetante, de contornos irregulares na parede póstero-lateral direita e no terço inferior da traquéia, causando redução luminal e estendendo-se até a emergência do brônquio fonte direito.

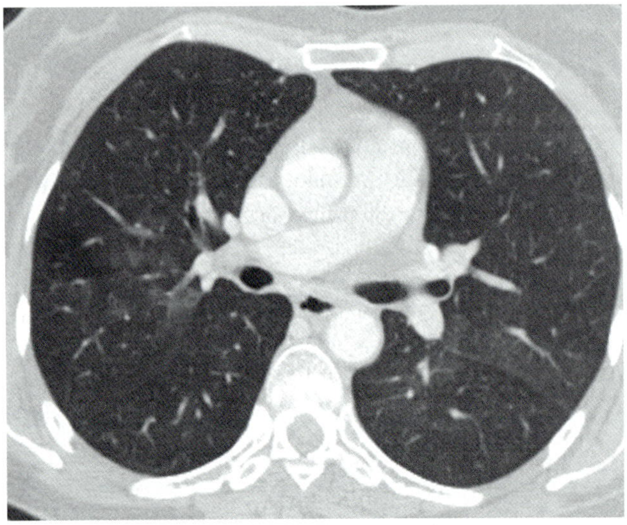

Fig. 12-3. TC, imagem axial em janela de pulmão, mostra múltiplas opacidades centro-acinares de predomínio peri-hilar.

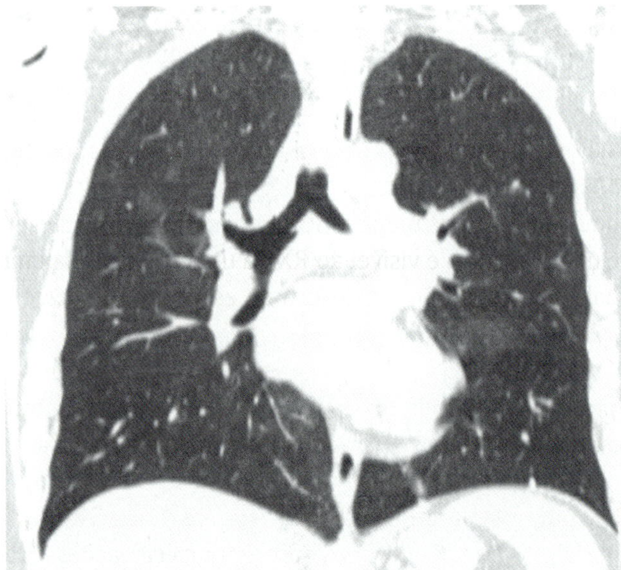

Fig. 12-4. Reconstrução coronal em janela de pulmão mostra múltiplas opacidades centro-acinares de predomínio peri-hilar que, associadas ao histórico cirúrgico, são diagnósticas de edema de pressão negativa.

DIAGNÓSTICO

Tumor adenomatóide cístico de traquéia.

DEFINIÇÃO DA DOENÇA

O tumor adenomatóide cístico é o segundo tipo histológico mais comum de neoplasia maligna da traquéia, responsável por cerca de 2% dos tumores do trato respiratório. Acomete igualmente homens e mulheres com idade superior a 40 anos. Em geral, tem crescimento lento e não está relacionado com tabagismo. Origina-se principalmente na parede póstero-lateral e no terço inferior da traquéia, que são as áreas mais ricas em glândulas.

ASPECTOS CLÍNICOS E LABORATORIAIS

Os tumores de traquéia manifestam-se, de modo geral, por obstrução da via área, que ocorre quando há redução de pelo menos 75% da luz. O sintoma inicial mais comum é a sensação de fôlego curto após esforços físicos, evoluindo com dispnéia progressiva. Outros sintomas associados são tosse, estridor, chiado e hemoptise.

ACHADOS DE IMAGEM

A radiografia simples de tórax é geralmente normal e, associada ao quadro clínico de obstrução aérea, o diagnóstico inicial é de asma, bronquite ou pneumonia, os quais atrasam o diagnóstico em média em 6 meses. Quando a lesão é visível ao RX há um defeito intraluminal ou compressão extrínseca de estruturas adjacentes mediastinais.

A tomografia computadorizada (TC) mostra uma lesão com densidade de partes moles reduzindo o lúmen traqueal, ou espessamento difuso ou circunferencial da parede da traquéia. A forma é variável, podendo ser polipóide ou vegetante, com margens lisas, lobuladas ou irregulares. Raramente apresenta calcificações. Atelectasia distal, pneumonite obstrutiva e represamento aéreo podem estar associados.

A tomografia computadorizada (TC) é um exame adequado para avaliação da extensão intra e, principalmente, extraluminal, além de determinar os critérios de irressecabilidade (extensão longitudinal > 6 cm, acometimento linfonodal mediastinal macroscópico, metástases a distância, invasão direta de estruturas adjacentes como aorta e esôfago).

DIAGNÓSTICOS DIFERENCIAIS

- Doenças granulomatosas:
  - Pbmicose.
  - Sarcoidose.
- Amiloidose.
- Lesões inflamatórias:
  - Pólipo.
  - Pseudotumor.
- Neoplasias:
  - Benignas.
  - Malignas.

EDEMA DE PRESSÃO NEGATIVA

O edema de pressão negativa é o edema pulmonar que se desenvolve após a obstrução da via aérea e o conseqüente esforço do paciente em conseguir realizar o movimento respiratório, contra a glote fechada. O principal mecanismo provavelmente relacionado é a transmissão da pressão negativa intrapleural ao interstício pulmonar, resultando em redução das pressões perivasculares no leito capilar pulmonar, com transudação hidrostática de fluido no interstício do pulmão. Há também aumento da pressão capilar pulmonar favorecendo a transudação. Os principais achados radiográficos são de edema relativamente simétrico, bilateral e centralizado.

LEITURAS RECOMENDADAS

Cascade PN, Alexander GD, Mackie DS. Negative-pressure pulmonary edema after endotracheal intubation. *Radiology* 1993;186:671-675.

Kwak SH, Lee KS, Chung MJ *et al.* Adenoid Cystic carcinoma of the airways: helical CT and histopathologic correlation. *AJR* 2004;183:277-281.

Kwong JS, Muller NL, Miller RR. Diseases of the trachea and main-stem bronchi: correlation of CT with pathologic findings. *RadioGraphics* 1992;12:645-657.

Spizzamy DI, Shepard JAO, Mc Loud TC *et al.* CT of adenoid cystic carcinoma of the trachea. *AJR* 1986;146:1129-1132.

MINHAS ANOTAÇÕES

INRAD

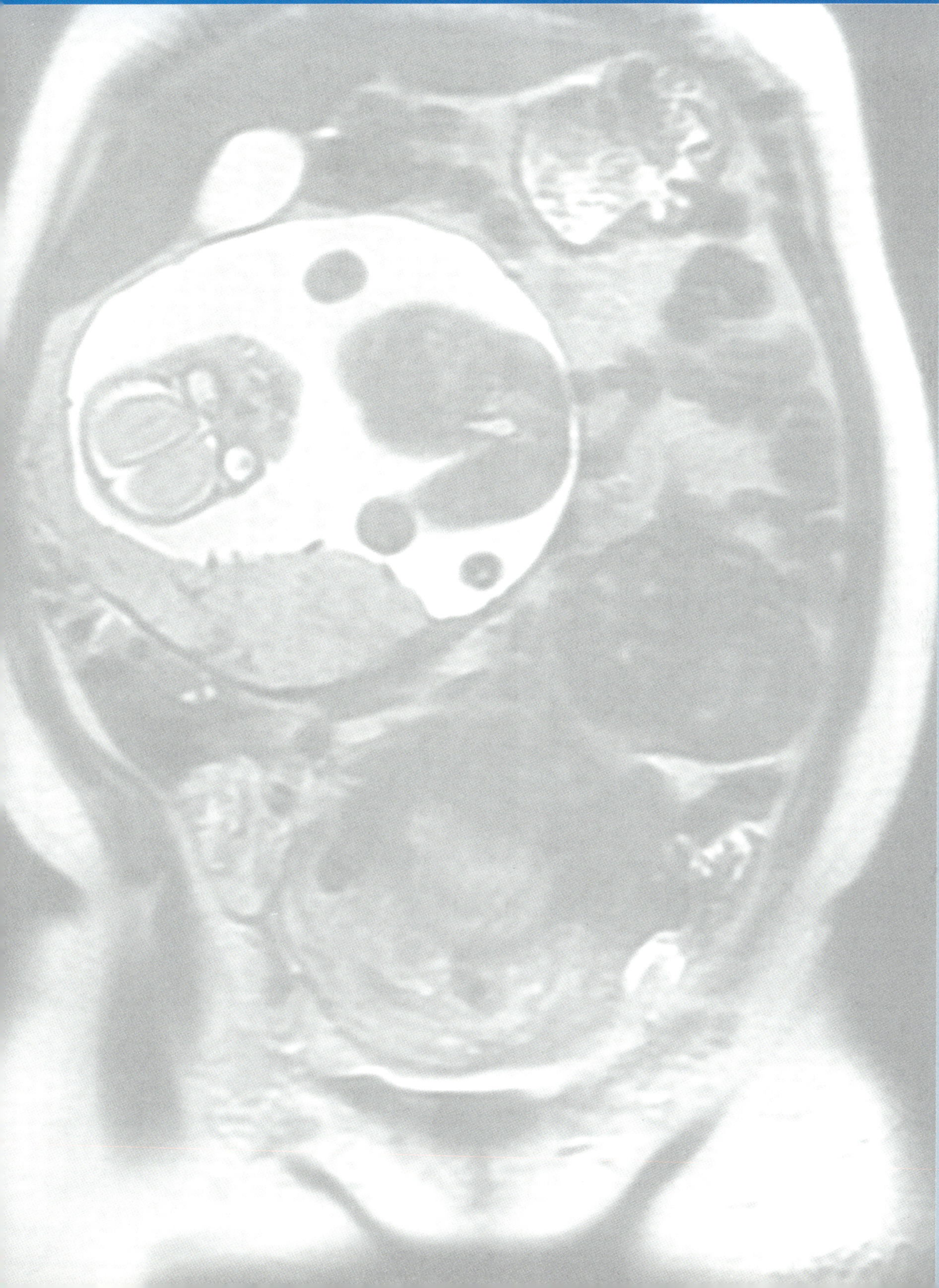

Abdome

QUADRO CLÍNICO

Paciente de 50 anos, sexo masculino, com diagnóstico de glomeruloesclerose segmentar e focal e insuficiência renal crônica em diálise peritoneal há 8 anos. Evolui com quadro de obstipação intestinal, com piora no último mês.

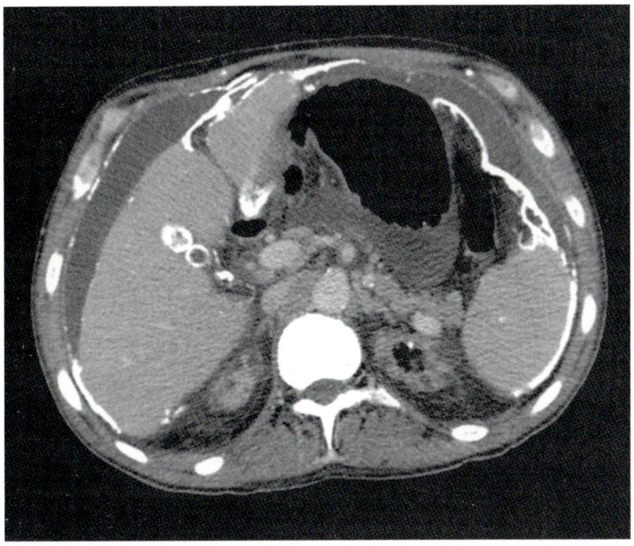

Fig. 13-1. TC de abdome pós-contraste.

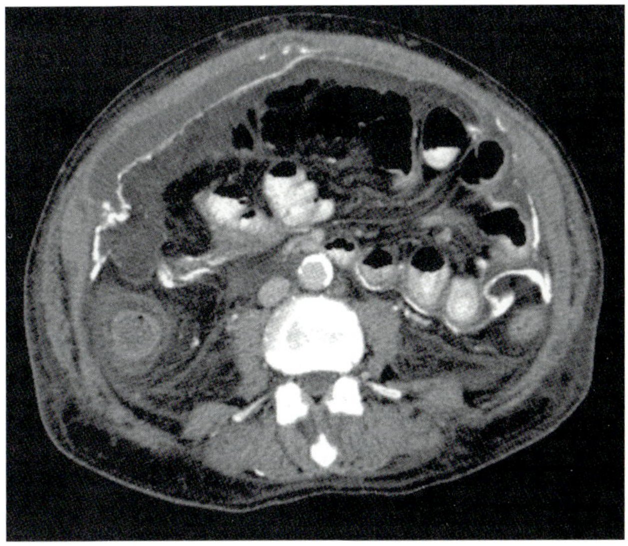

Fig. 13-2. TC de abdome pós-contraste.

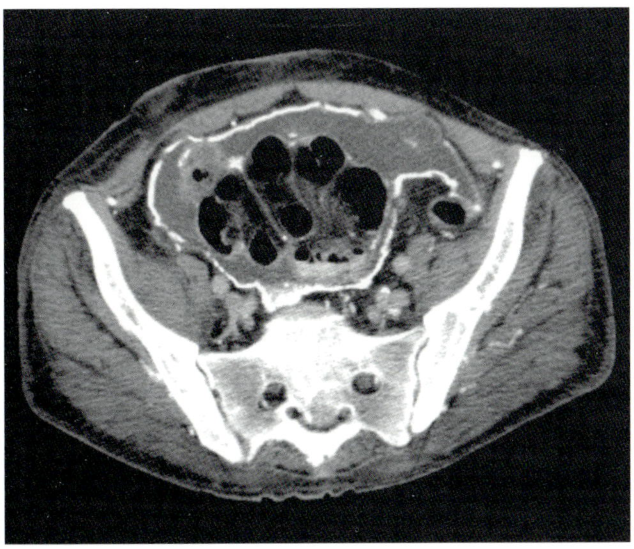

Fig. 13-3. TC da pelve pós-contraste.

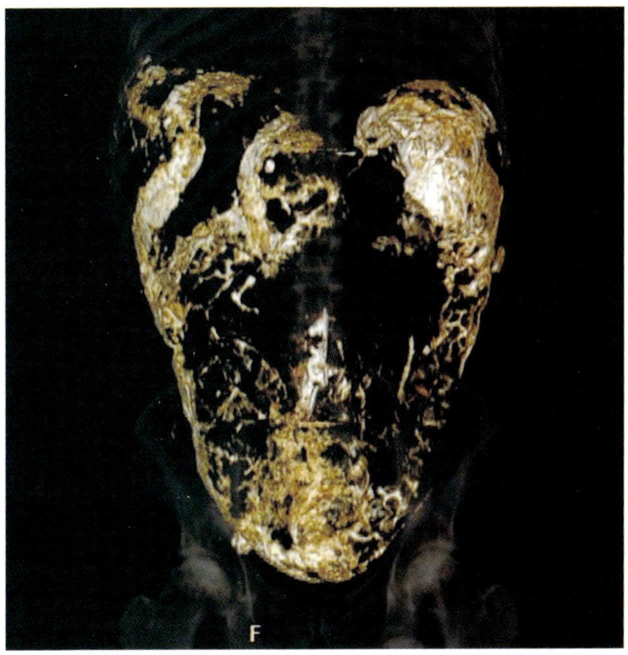

Fig. 13-4. Reformatação tridimensional da TC.

CASO 13

Leandro Hideki Otani

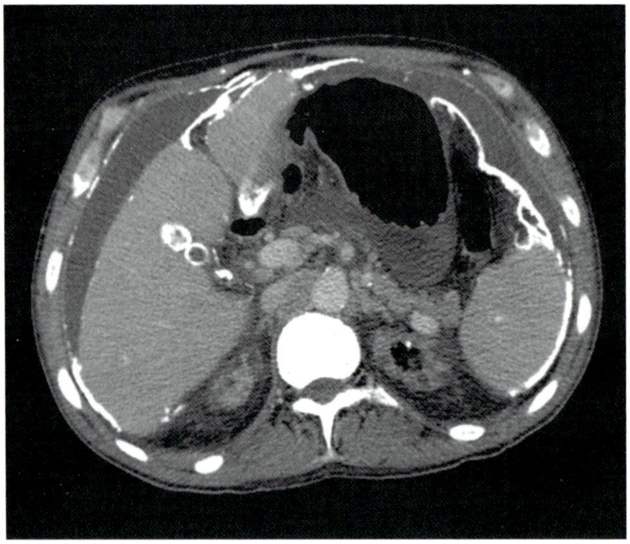

Fig. 13-1. TC de abdome pós-contraste – sinais de nefropatia crônica, espessamento e calcificações difusas por toda a superfície peritoneal.

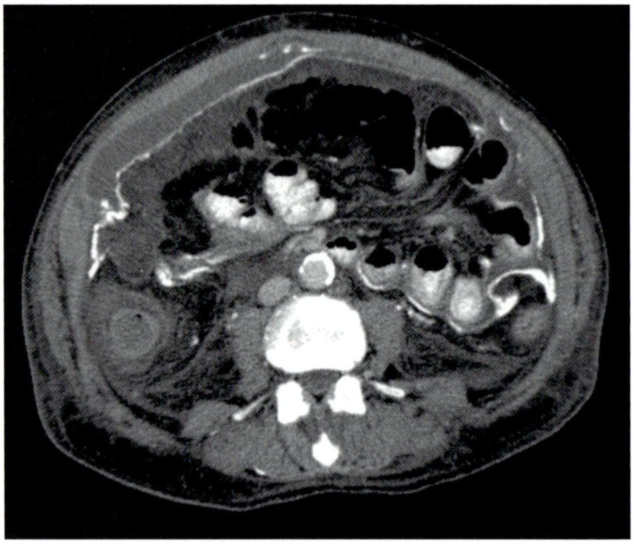

Fig. 13-2. TC de abdome pós-contraste – agrupamento de alças intestinais em posição central no abdome, calcificações na superfície das alças e líquido com aspecto loculado.

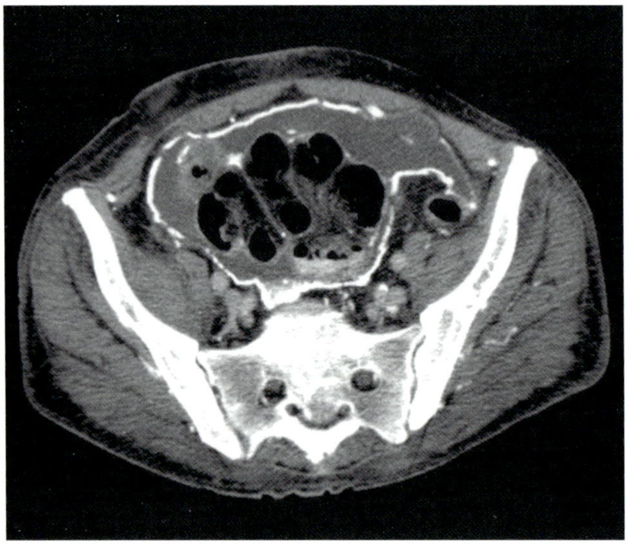

Fig. 13-3. TC da pelve pós-contraste – extensão dos achados para a região pélvica.

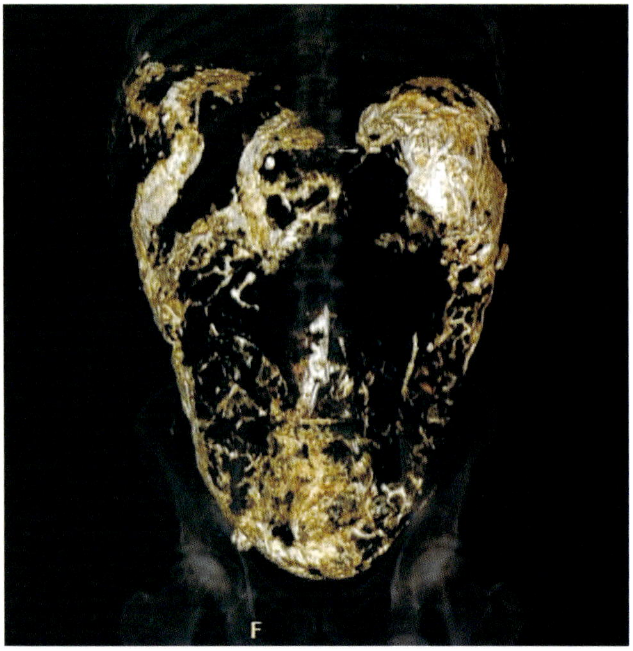

Fig. 13-4. Reformatação tridimensional da TC ilustrando toda a extensão das calcificações pela cavidade peritoneal.

DIAGNÓSTICO

Peritonite esclerosante encapsulante.

DEFINIÇÃO DA DOENÇA

A peritonite esclerosante encapsulante é uma condição rara em que ocorre a formação de uma cápsula fibrocolagenosa envolvendo as alças intestinais.

ASPECTOS ANATOMOPATOLÓGICOS

O aspecto macroscópico é de um tecido espesso e opaco recobrindo as alças intestinais. Os estudos histológicos mostram proliferação de tecido fibroconectivo, infiltrado inflamatório e dilatação linfática, mais evidentes na margem livre do mesentério.

ASPECTOS CLÍNICOS E LABORATORIAIS

Existem diversas condições associadas à peritonite esclerosante encapsulante, sendo que a diálise peritoneal crônica é a mais clássica delas. Outros fatores conhecidos são tuberculose, transplante hepático e derivação ventriculoperitoneal, entre outros.

Em geral, tal hipótese diagnóstica é aventada quando um paciente com conhecido fator de risco inicia um quadro obstrutivo. Infelizmente, dadas a sintomatologia inespecífica e a raridade desta condição, o diagnóstico pré-cirúrgico é bastante incomum.

ACHADOS DE IMAGEM

Embora os achados da peritonite esclerosante encapsulante tenham sido descritos em métodos como a ultra-sonografia (US) e os estudos contrastados, o diagnóstico de confiança é realizado pela tomografia computadorizada (TC). Os principais achados incluem espessamento e realce peritoneal, presença de líquido com aspecto loculado, agrupamento das alças intestinais em posição central no abdome e calcificações na superfície do peritônio e das alças intestinais. As calcificações peritoneais são mais freqüentemente vistas nos casos de peritonite encapsulante fibrosante relacionada com diálise peritoneal.

Embora alguns destes achados isolados sejam vistos em outras doenças, o seu conjunto em associação a um forte fator de risco e a um quadro clínico compatível é praticamente diagnóstico desta condição.

DIAGNÓSTICO DIFERENCIAL

O diagnóstico diferencial inclui doenças peritoneais como tuberculose, carcinomatose, pseudomixoma peritoneal e mesotelioma, porém o diagnóstico de peritonite encapsulante acaba por ser feito com a correlação com o quadro clínico de suboclusão.

LEITURAS RECOMENDADAS

George C, Al-Zwae K, Nair S, Cast JEI. Computed tomography appearances of sclerosing encapsulating peritonitis. *Clinical Radiology* 2007;62:732-737.

Herrero JC, Molina A, Lentisco C *et al.* Sclerosing Encapsulating peritonitis: a latent threat. A change in the approach to surgical treatment. *Nefrología* 2007;6:729-736.

QUADRO CLÍNICO

Paciente do sexo feminino, 23 anos, natural de Campinas (SP), procurou serviço médico por dor abdominal localizada no hipocôndrio direito há 3 meses, que se intensificou no último mês, além de mal-estar e perda de 6 kg no mesmo período. Negava patologias prévias e ao exame físico apresentava leve hepatomegalia.

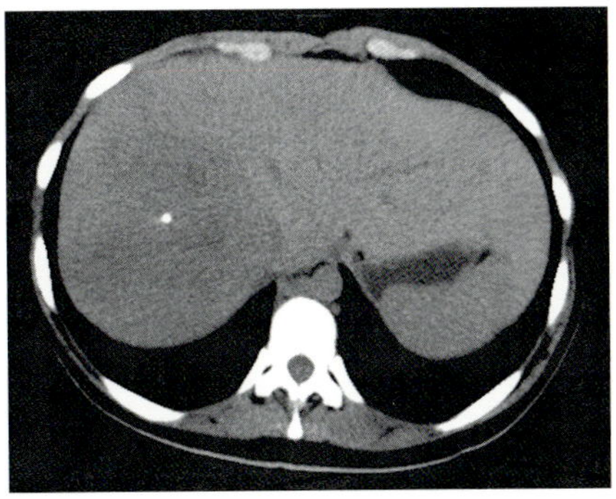

Fig. 14-1. TC, fase pré-contraste.

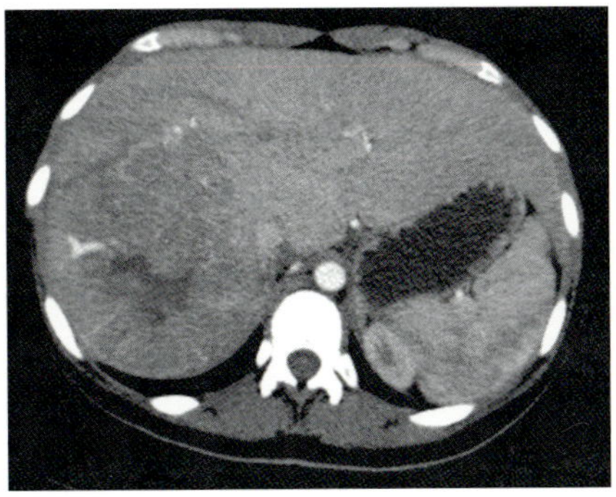

Fig. 14-2. TC, fase arterial.

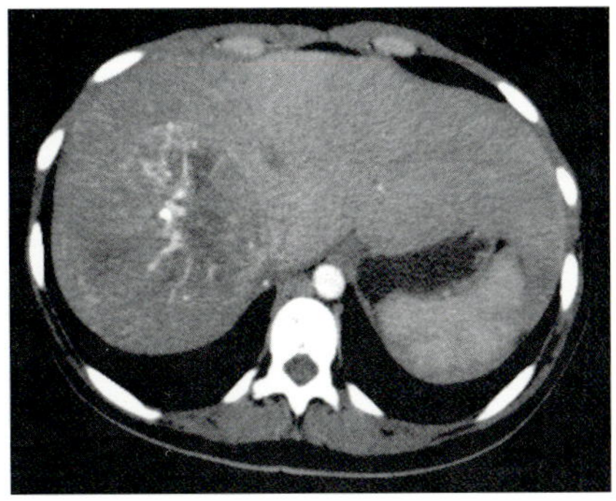

Fig. 14-3. TC, fase arterial.

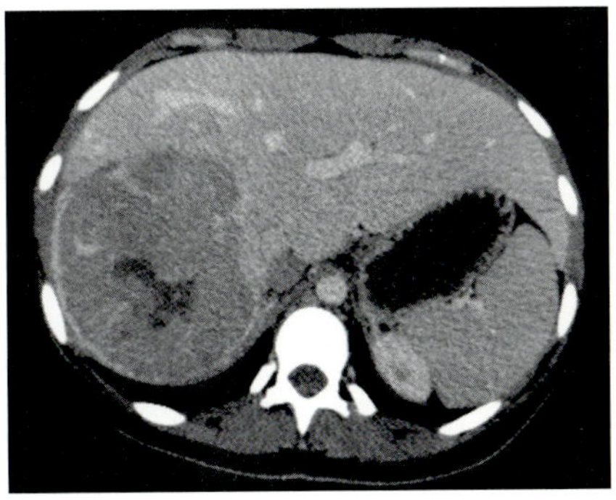

Fig. 14-4. TC, fase portal.

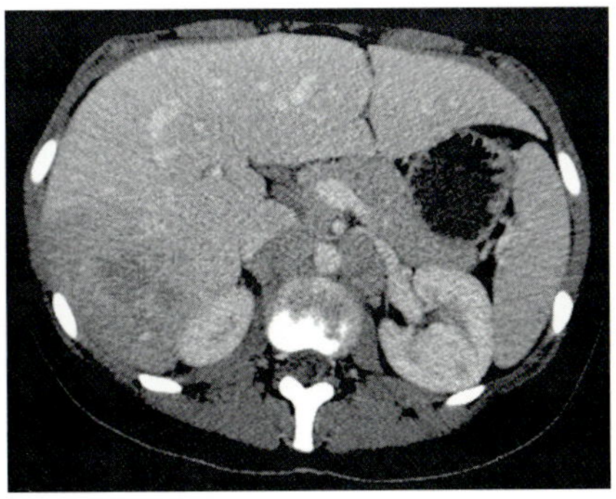

Fig. 14-5. TC, fase portal.

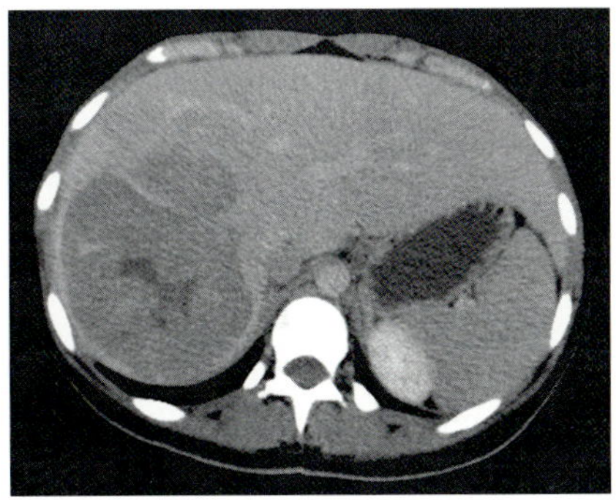

Fig. 14-6. TC, fase de equilíbrio.

CASO 14

André Maltez Amaral

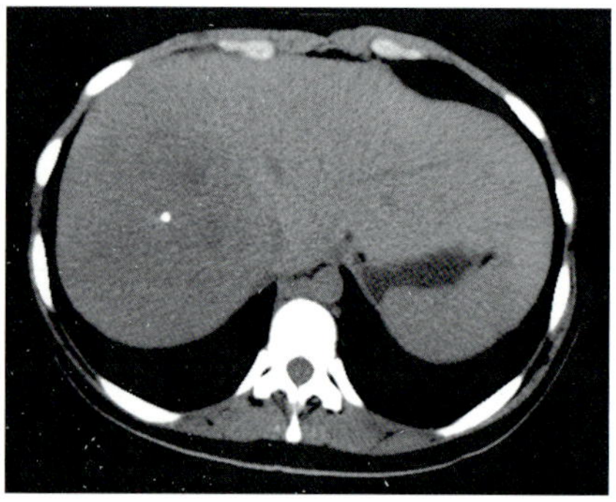

Fig. 14-1. TC, fase pré-contraste. Massa lobulada, hipoatenuante no lobo hepático direito com zona central mais hipoatenuante, além de calcificação.

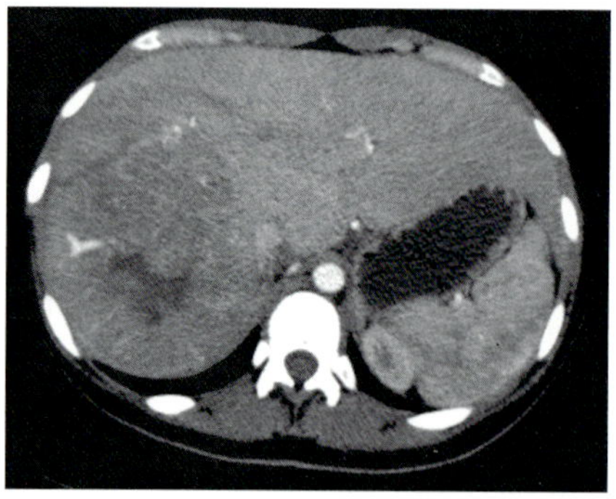

Fig. 14-2. TC, fase arterial. Observam-se hipervascularização irregular em algumas partes da massa e zona liquefeita central.

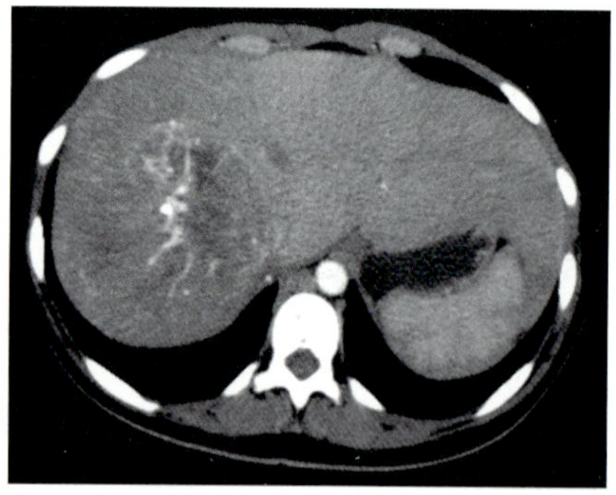

Fig. 14-3. TC, fase arterial. Vasos arteriais com contornos irregulares no interior da massa hepática.

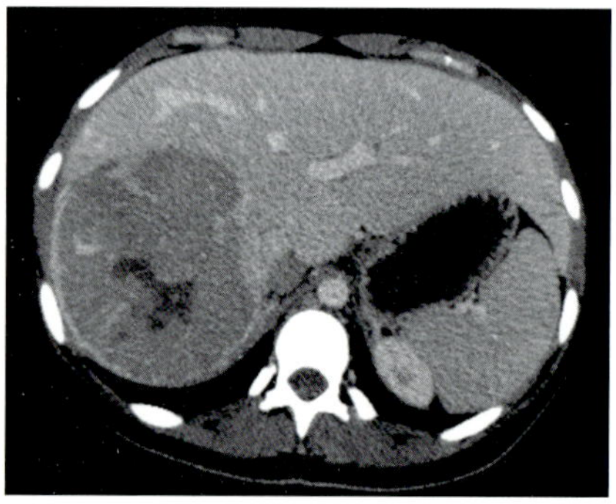

Fig. 14-4. TC, fase portal. Melhor definição dos limites da lesão.

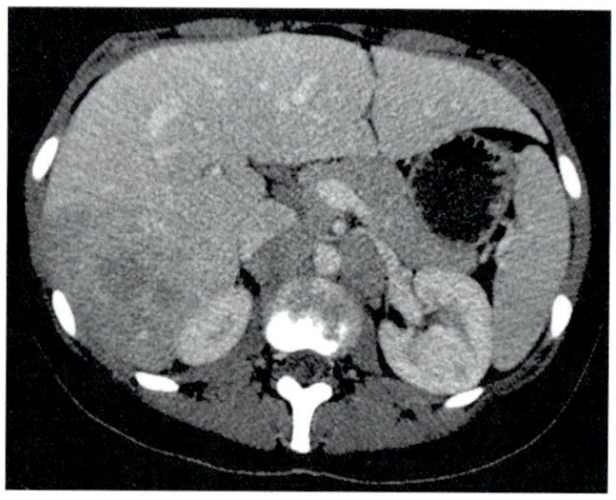

Fig. 14-5. TC, fase portal. Linfonodomegalias periaóticas, interaortocavais, peripancreáticas e hilares hepáticas.

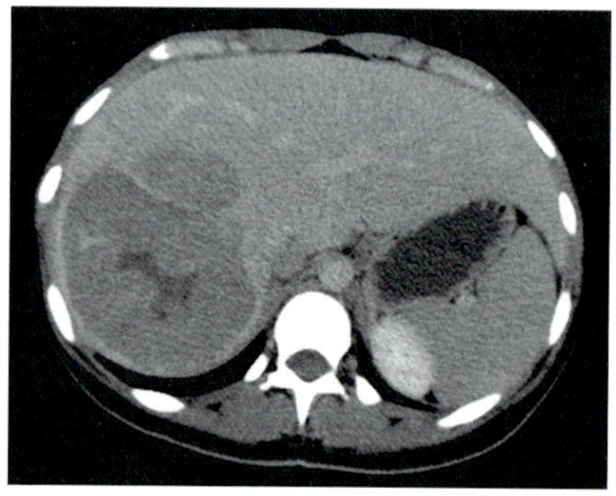

Fig. 14-6. TC, fase de equilíbrio. Porção liquefeita central permanece hipoatenuante.

DIAGNÓSTICO

Carcinoma hepatocelular fibrolamelar.

DEFINIÇÃO DA DOENÇA

Este tumor difere do CHC de forma clássica por ocorrer em pacientes mais jovens, sem hepatopatia prévia e por não apresentar elevação de marcadores tumorais como a α-fetoproteína. Predomina na raça caucasiana e não tem predileção por sexo. Os pacientes acometidos costumam apresentar sintomas inespecíficos como mal-estar, dor abdominal e perda ponderal.

DISCUSSÃO

O caso apresentado é de uma jovem que apresenta sintomas inespecíficos, sem doenças prévias. Sua tomografia computadorizada (TC) de abdome revelava uma massa de contornos lobulados, hipoatenuante, hipervascularizada, com realce heterogêneo e calcificação, além de uma área central liquefeita. Associavam-se linfonodomegalias abdominais. Não eram caracterizados sinais tomográficos de hepatopatia crônica.

Tais achados são favoráveis ao diagnóstico de CHCFL.

Deve-se fazer um raciocínio diferencial com hiperplasia nodular focal (HNF). A HNF costuma ter um realce precoce mais intenso e homogêneo, com realce tardio de uma área central de cicatriz, o que não ocorreu com a área necrótica do caso aqui relatado. A presença de calcificações também não é comum na HNF, enquanto o CHCFL as apresenta em até 68% dos casos. De maneira ainda mais significativa, a HNF nunca se acompanha de linfonodomegalias.

A ressonância magnética (RM) também pode ser utilizada na avaliação de casos como o relatado, valorizando-se as mesmas características de realce.

LEITURAS RECOMENDADAS

Hussain SM. Focal nodular hyperplasia: findings at state-of-the-art MR imaging, US, CT and pathologic analisys. *Radiographics* 2004;24:3-19.

McLarney JK. From archives of AFIP. Fibrolamellar carcinoma of the liver: radiologic-pathologic correlation. *Radiographics* 1999;19:453-471.

Powers C. Primary neoplasms of the liver: MR imaging with pathologic correlation. *Radiographics* 1994;14:459-482.

Smith MT. Best cases of AFIP. Fibrolamellar hepatocellular carcinoma. *Radiographics* 2008;28:609-613.

MINHAS ANOTAÇÕES

QUADRO CLÍNICO

Paciente do sexo feminino, 41 anos, IIG IP 0A gestante de 23 semanas e 4 dias, com dor pélvica desde o início da gestação e episódio de dor de forte intensidade com cerca de 8 semanas de gestação. Exame de ultra-sonografia (US) detectou a gestação ectópica abdominal. Realizou ressonância magnética (RM) e tomografia computadorizada (TC) para a programação cirúrgica.

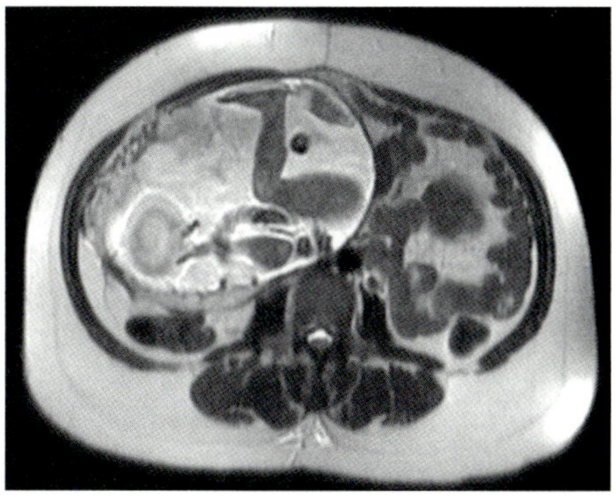

Fig. 15-1. Imagem axial de RM pesada em T2.

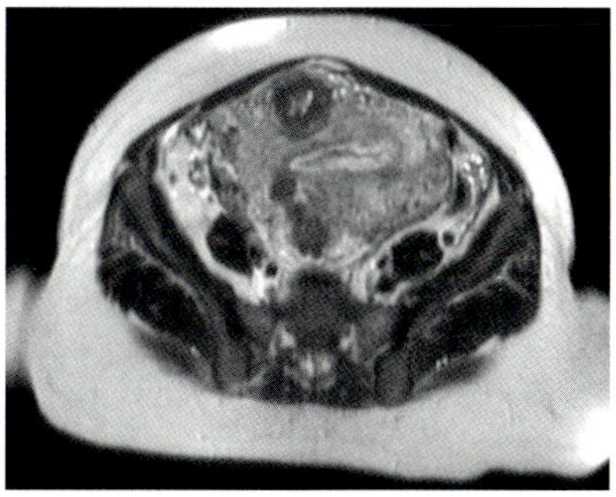

Fig. 15-2. Imagem axial de RM pesada em T2.

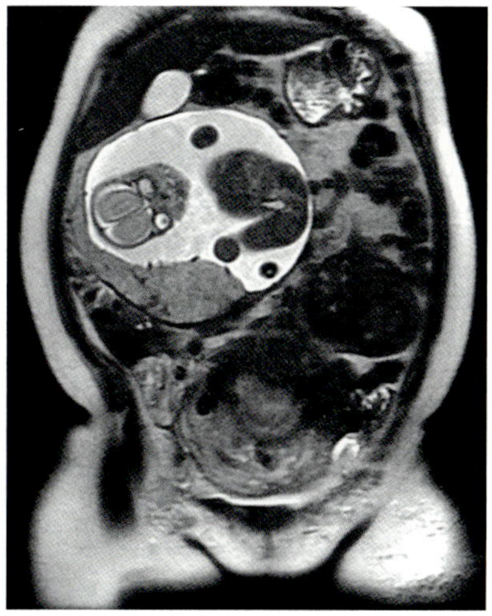

Fig. 15-3. Imagem coronal de RM pesada em T2.

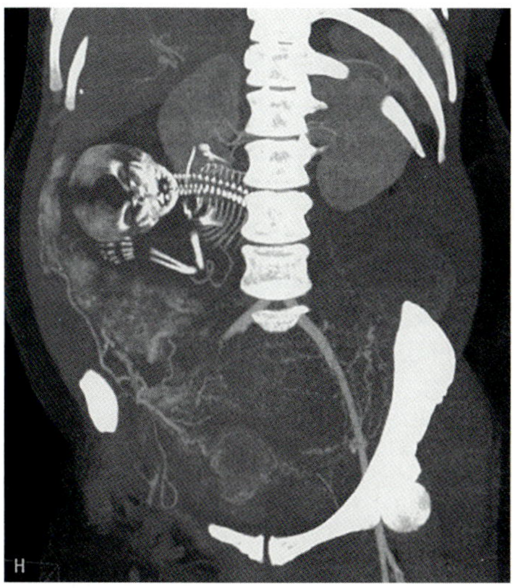

Fig. 15-4. TC em reformatação coronal.

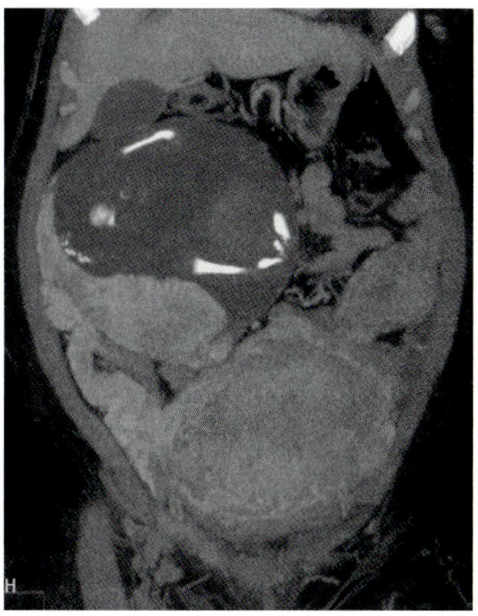

Fig. 15-5. TC em reformatação coronal.

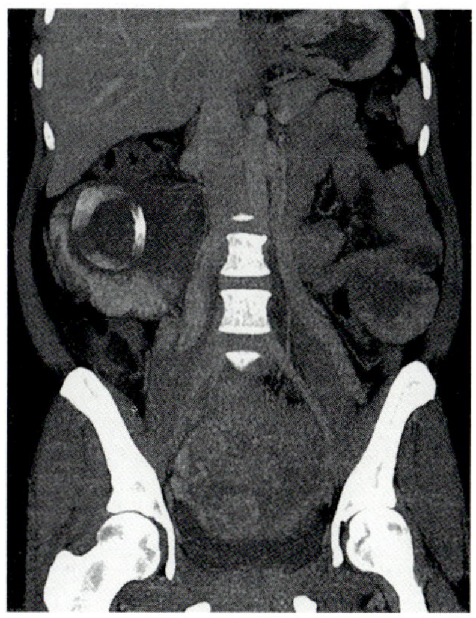

Fig. 15-6. TC em reformatação coronal.

CASO 15

Daniella Ferraro Fernandes Costa

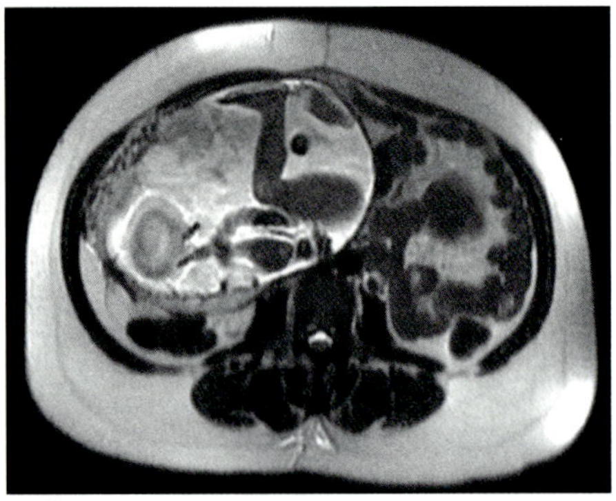

Fig. 15-1. Gestação ectópica intracavitária, com feto único, ocupando o flanco direito.

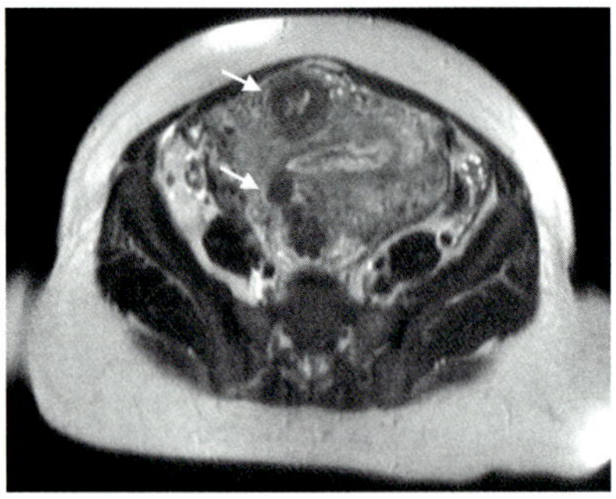

Fig. 15-2. Útero de dimensões aumentadas, com contornos lobulados e múltiplos nódulos *(setas)* heterogêneos esparsos no miométrio.

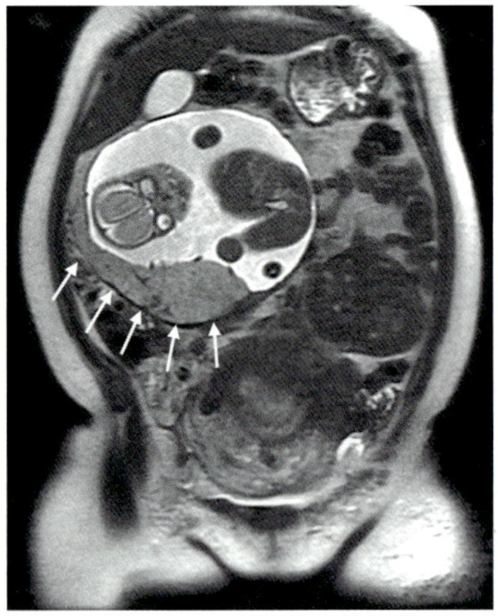

Fig. 15-3. A placenta *(setas)* localiza-se em posição inferior e lateral no saco gestacional.

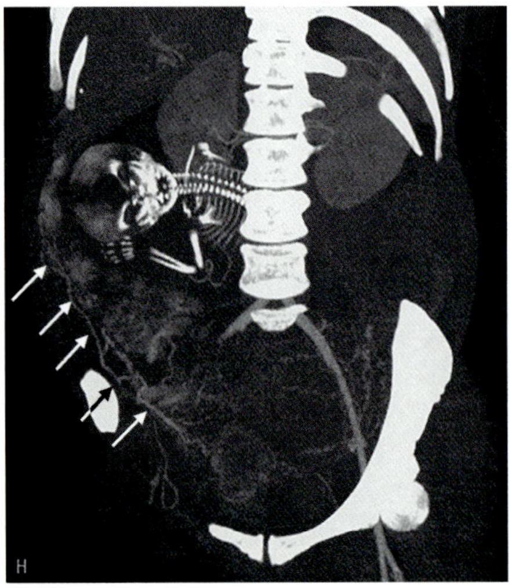

Fig. 15-4. Irrigação arterial do saco gestacional proveniente de vasos uterinos/ovarianos (setas).

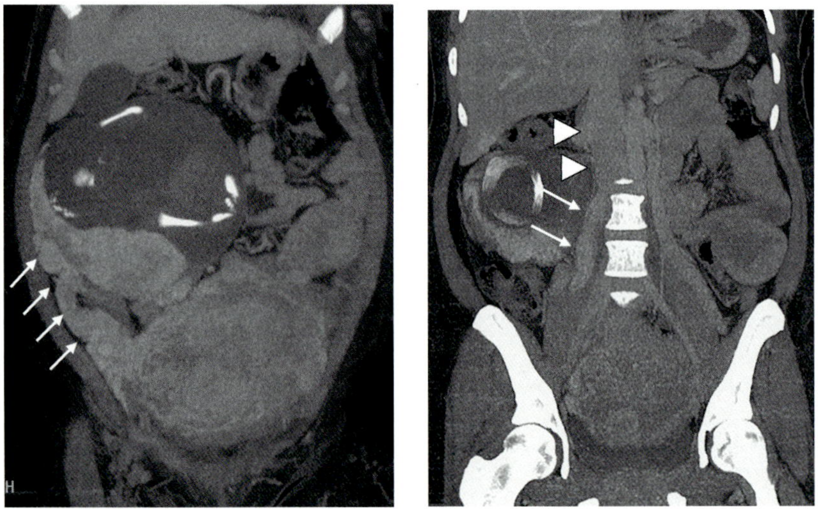

Figs. 15-5 e 16-6. Calibrosa drenagem venosa *(setas)* do saco gestacional que drena para a veia cava inferior *(cabeças de setas),* confirmando tratar-se de uma veia gonadal.

DIAGNÓSTICO

Gestação ectópica abdominal.

DISCUSSÃO

A gestação ectópica abdominal acontece quando a implantação do saco gestacional ocorre na cavidade peritoneal, excluindo-se as outras implantações ectópicas, como as tubárias, ovarianas e intraligamentares.

Sua incidência é de 1 em 10.000 gestações e corresponde a 1,3-2,2% de todas as gestações ectópicas.

Existem duas formas de gestação ectópica abdominal. A forma primária é a mais rara, sendo diagnosticada quando não existe fístula útero/tuba-peritoneal, caracterizando-se ovários e trompas normais, e quando o diagnóstico é feito no início da gestação, suficientemente precoce para excluir uma implantação secundária. A forma secundária é a mais comum e ocorre secundariamente à rotura da tuba uterina ou do útero; nestes casos, a paciente freqüentemente relata episódio de dor pélvica de forte intensidade no final do primeiro trimestre da gestação. No nosso caso, concluiu-se que a paciente apresentou implantação secundária na cavidade abdominal, não só pelo episódio de dor com 8 semanas de gestação, mas também pelo achado intra-operatório da tuba uterina adjacente ao saco gestacional ectópico.

A gestação ectópica abdominal tem taxa de mortalidade materna de 0,5-18% e uma mortalidade perinatal de 40-95%.

As principais queixas clínicas das pacientes com gestação ectópica abdominal são dor abdominal, náuseas, vômitos, sangramento e redução dos movimentos fetais, mas a maior parte é assintomática.

Alguns achados sugestivos desta condição são oligodrâmnio, líquido livre na cavidade peritoneal materna e ausência de contração uterina após estimulação com ocitocina.

ACHADOS DE IMAGEM

A confirmação diagnóstica requer estudos de imagem, mas, mesmo com todo o aparato tecnológico disponível, nem sempre o diagnóstico é feito de maneira correta.

Os principais achados ultra-sonográficos são o útero vazio, separado do feto, e uma placenta ectópica abdominal. Sabe-se que a sensibilidade ultra-sonográfica para o diagnóstico de gestação ectópica abdominal avançada não é muito alta, sendo relatada em algumas séries como cerca de 60%. Por essa razão, devemos ressaltar a importância da confirmação da gestação intra-uterina em todos os exames ultra-sonográficos obstétricos realizados durante toda a gestação.

Além de confirmar o diagnóstico, os exames de imagem, notadamente a ressonância magnética (RM) e a tomografia computadorizada (TC), são úteis para avaliar a localização do saco gestacional na cavidade peritoneal, detectar a relação do saco gestacional com os órgãos abdominais e avaliar a irrigação arterial e a drenagem venosa do saco gestacional.

As diversas apresentações clínicas e as complicações associadas à gestação ectópica abdominal dependem do grau de distorção anatômica que estas determinam e da localização da implantação placentária.

LEITURAS RECOMENDADAS

Jianping Zhang, Fen Li, Qiu Sheng. Full-term abdominal pregnancy: a case report and review of the literature. *Gynecol Obstet Invest* 2008;65:139-141.

Worley KC, Hnat MD, Cunningham FG. Advanced extrauterine pregnancy: diagnostic and therapeutic challenges. *Am J Obstet Gynecol* 2008;198:297.e1-297.e7.

MINHAS ANOTAÇÕES

QUADRO CLÍNICO

Paciente do sexo masculino, 31 anos, procedente de João Pessoa (PB), há 3 dias apresenta sangramento vivo nas fezes. Já teve outros episódios semelhantes, além de sangramentos digestivos altos. Encontra-se em acompanhamento por esquistossomose. Ao exame físico, apresentava-se hipotenso e descorado. Vasos calibrosos e tortuosos em região perineal, bolsas testiculares, predominantemente à direita, e pênis. Lesões vinhosas na pele da bolsa testicular direita. Membros de dimensões simétricas à inspecção.

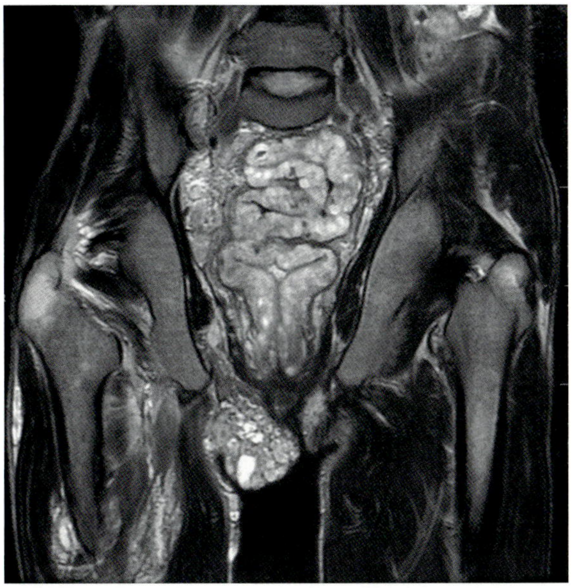

Fig. 16-1. RM: imagem coronal ponderada em T2 sem contraste.

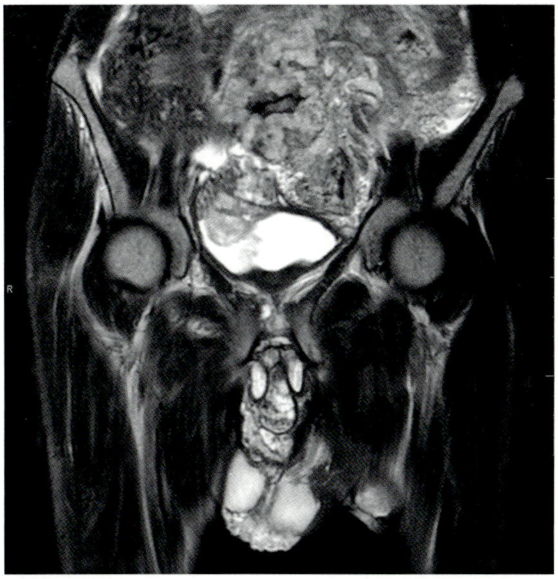

Fig. 16-2. RM: imagem coronal ponderada em T2 sem contraste.

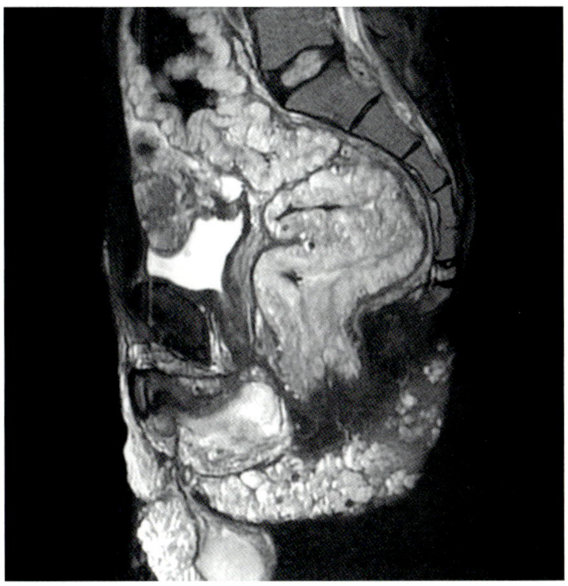

Fig. 16-3. RM: imagem sagital ponderada em T2 sem contraste.

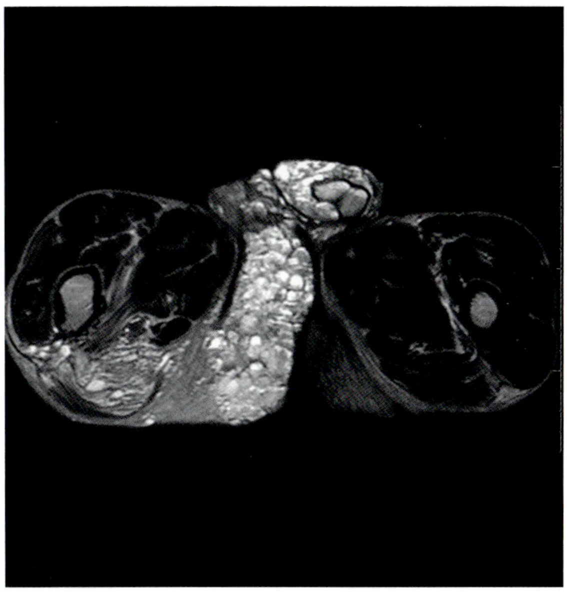

Fig. 16-4. RM: imagem axial ponderada em T2 sem contraste.

CASO 16

Ceci Obara Kurimori

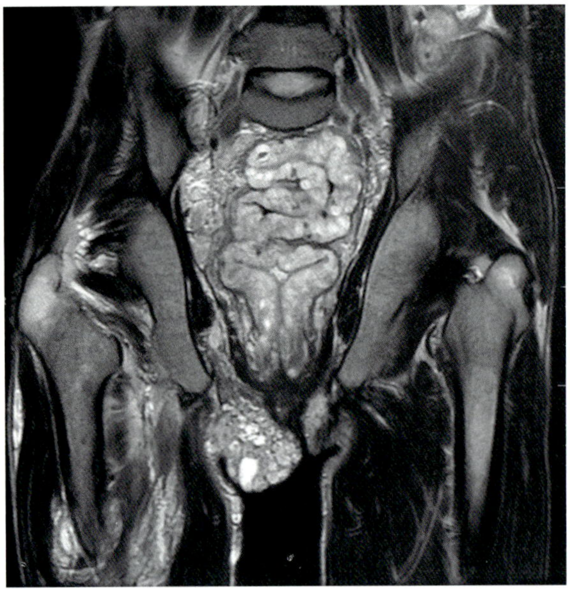

Fig. 16-1. RM: imagem coronal ponderada em T2 sem contraste demonstra espessamento parietal do retossigmóide e da bolsa testicular direita, com lesões serpiginosas de fluxo lento.

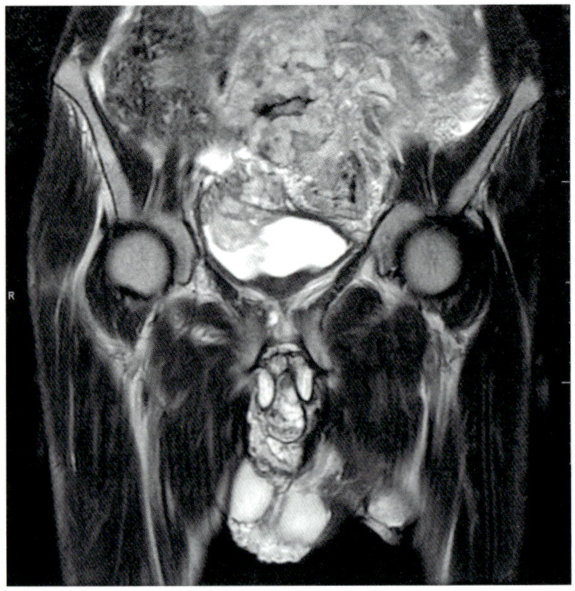

Fig. 16-2. RM: imagem coronal ponderada em T2 sem contraste demonstra espessamento parietal da bexiga, com lesões serpiginosas de fluxo lento.

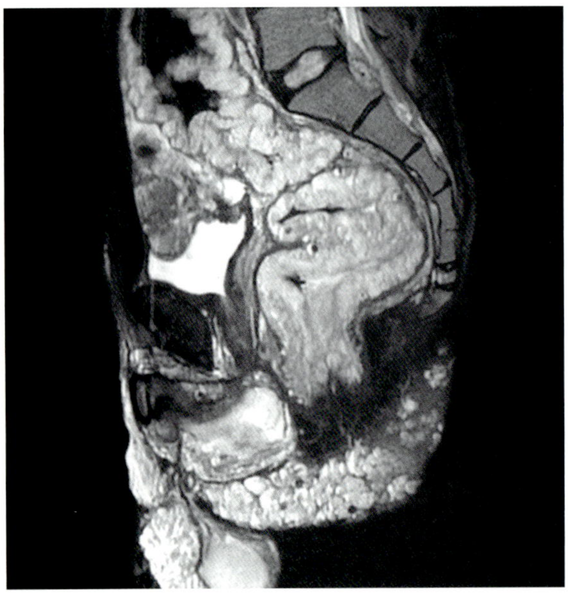

Fig. 16-3. RM: imagem coronal ponderada em T2 sem contraste demonstra espessamento de cólon esquerdo, retossigmóide e parede superior da bexiga, com lesões serpiginosas de fluxo lento.

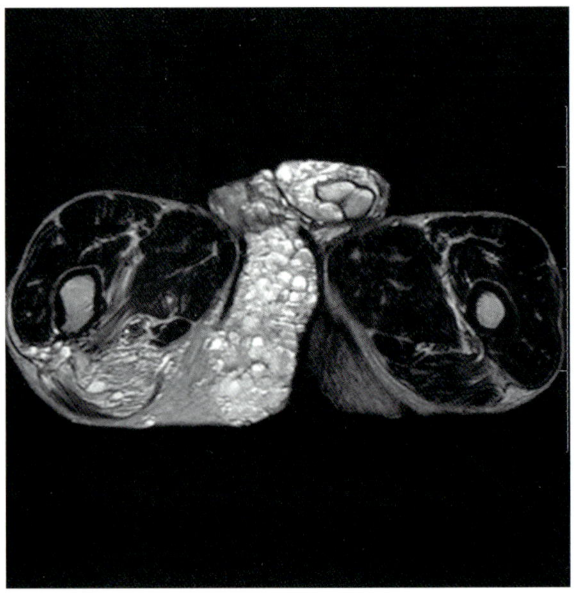

Fig. 16-4. RM: imagem coronal ponderada em T2 sem contraste demonstra lesões serpiginosas de fluxo lento na raiz da coxa direita, poupando o membro contralateral.

DIAGNÓSTICO

Síndrome de Klippel-Trenaunay-Weber.

DEFINIÇÃO DA DOENÇA

Síndrome definida pela presença de pelo menos duas manifestações da tríade: malformações capilares, malformações venosas e hipertrofia óssea e de tecidos moles de um membro.

ASPECTOS ANATOMOPATOLÓGICOS

Malformações vasculares compostas por canais vasculares anormais com uma única camada de endotélio displásico. Estão presentes ao nascimento (congênitas), mas podem manifestar-se tardiamente.

As malformações podem ser capilares, venosas ou linfáticas.

ASPECTOS CLÍNICO E LABORATORIAIS

A manifestação clínica das malformações capilares geralmente se apresenta como manchas em vinho do Porto na pele.

As malformações venosas acometem preferencialmente o cólon distal e o reto (enterorragia), podendo envolver outros locais como trato urinário e genitais externos (hematúria), órgãos sólidos, retroperitônio e mediastino. Elas podem ser superficiais ou profundas e associar-se a malformações linfáticas (assimetria de membros circunferencial ou no comprimento).

ACHADOS DE IMAGEM

Raios X e tomografia computadorizada (TC): flebólitos.

Ultra-sonografia (US) com Doppler: avaliação das malformações venosas dos membros.

Ressonância magnética (RM): avaliação das malformações venosas dos membros e intracavitárias. Diferenciação de malformações de baixo fluxo (venosas) e alto fluxo (arteriais). As malformações venosas do Klippel-Trenaunay-Weber apresentam tipicamente alto sinal em T2 e perda do *flow-void*.

DIAGNÓSTICOS DIFERENCIAIS

Blue rubber bleb nevus syndrome: malformações vasculares no trato gastrointestinal (TGI), preferencialmente intestino delgado, pele (múltiplas lesões redondas, elevadas e compressíveis, azuladas ou violáceas, preferencialmente acometendo tronco e extremidades superiores, mas sendo mais características quando acometem a superfície plantar) e partes moles (podendo levar à assimetria de membros).

LEITURAS RECOMENDADAS

Cha SH, Romeo MA, Neutze JA. Visceral Manifestations of Klippel-Trenaunay Syndrome. *RadioGraphics* 2005;25:1694-1697.

Elsayes KM, Menias CO, Dillman JR *et al.* Vascular malformation and hemangiomatosis syndromes: spectrum of imaging manifestations. *AJR* 2008;190:1291-1299.

Fishman SJ, Smithers CJ, Folkman J *et al.* Blue rubber bleb nevus syndrome: surgical eradication of gastrointestinal bleeding. *Ann Surg* 2005;241:523-528.

MINHAS ANOTAÇÕES

QUADRO CLÍNICO

Paciente de 40 anos, sexo feminino, portadora de diabetes *mellitus* tipo 1 (DM1), queixa-se de inapetência, hematúria e dor em flanco direito há 1 mês. Há uma semana apresenta febre, evoluindo com acentuada queda do estado geral há 2 dias.

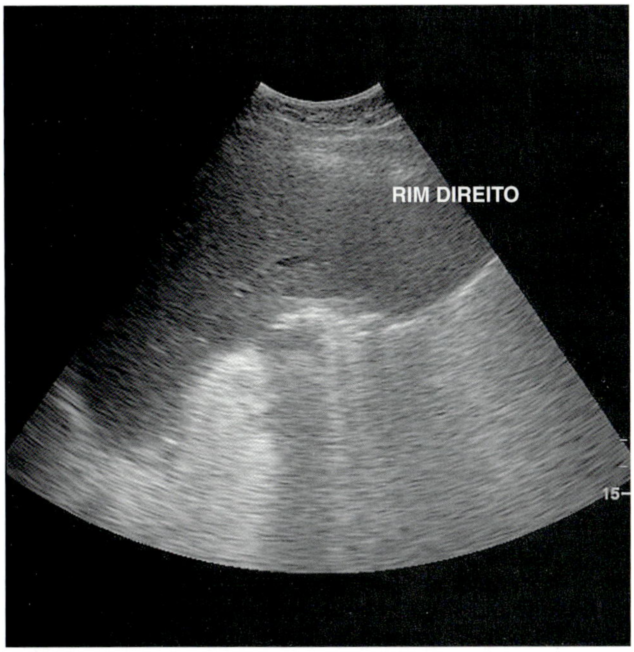

Fig. 17-1. US: corte para-sagital no flanco direito.

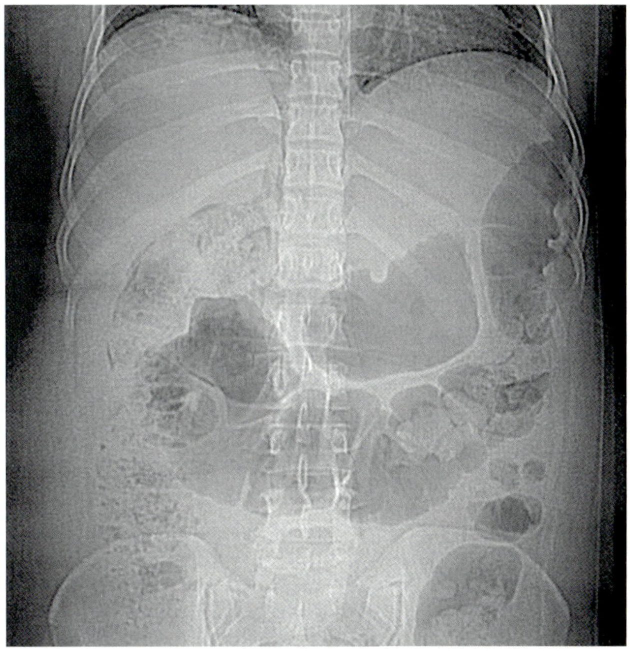
Fig. 17-2. TC sem contraste – escanograma.

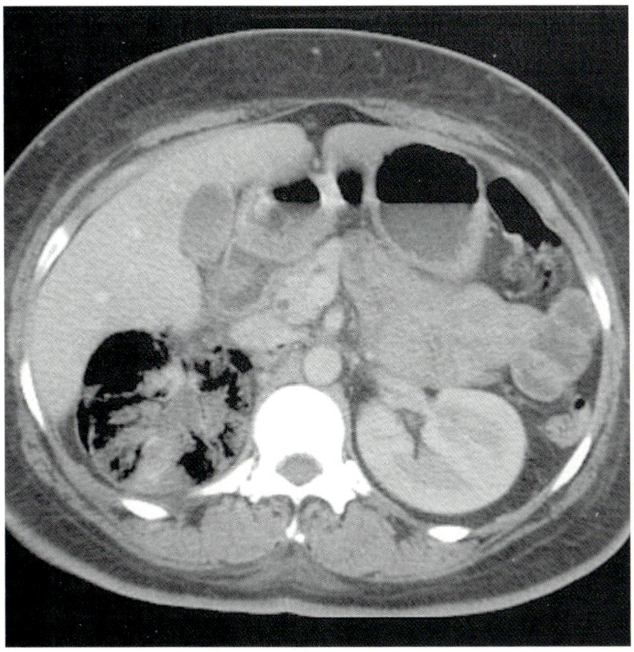
Fig. 17-3. TC pós-contraste, fase portal – corte axial.

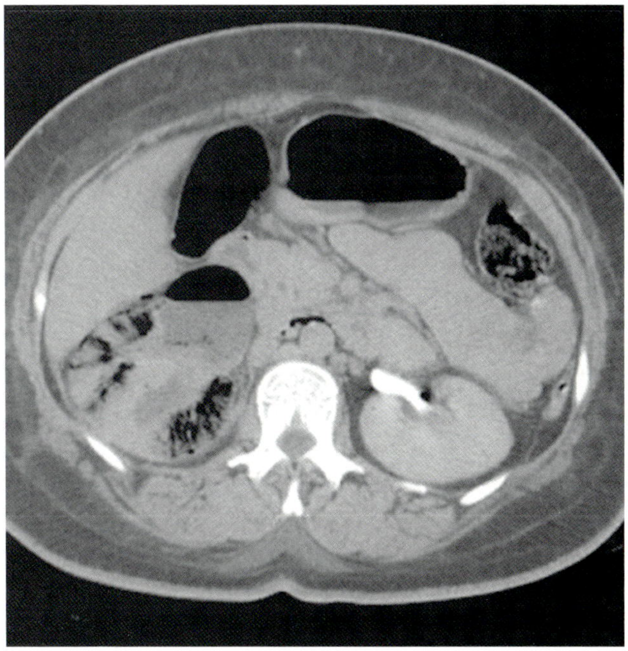
Fig. 17-4. TC pós-contraste: fase excretora – corte axial.

CASO 17

Marcelo Luís Teixeira Kobayashi

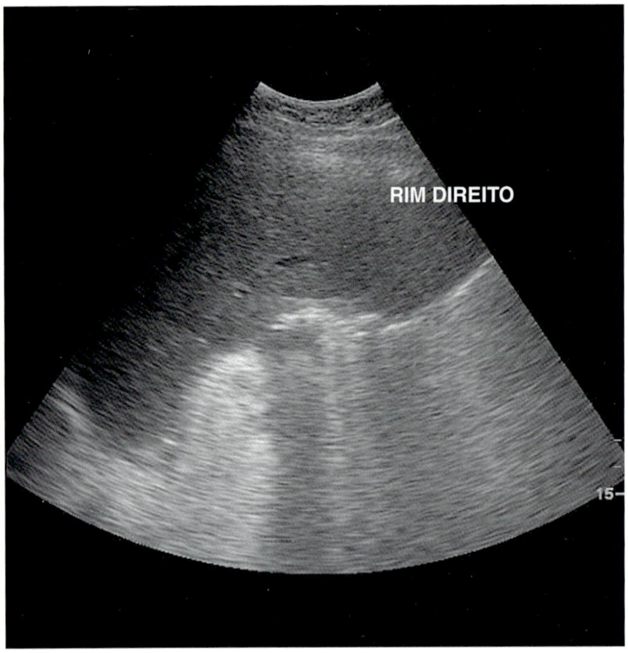

Fig. 17-1. Artefatos de reverberação posterior na loja renal direita e espaço hepatorrenal, sugerindo presença de gás.

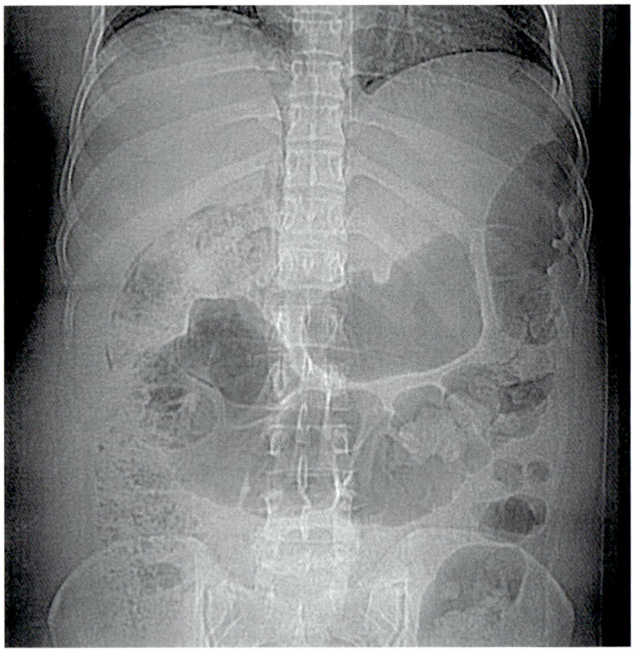

Fig. 17-2. Enfisema na loja renal direita e no ureter proximal direito.

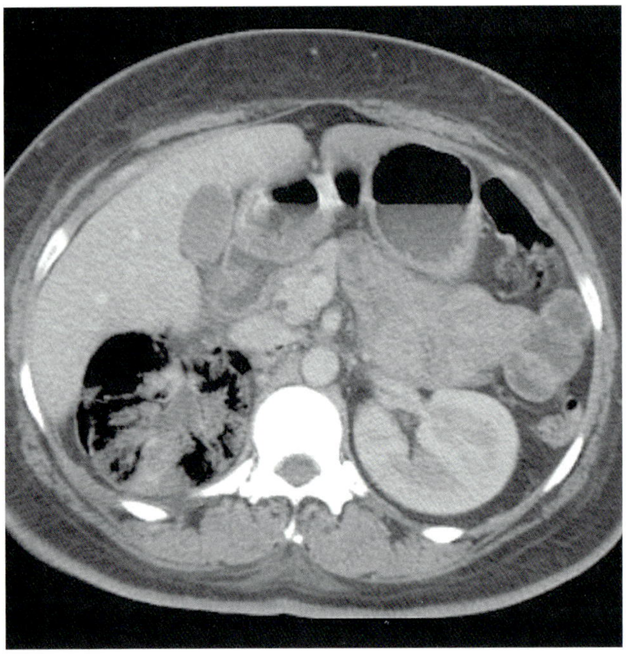

Fig. 17-3. Gás entremeando parênquima renal e espaço perirrenal à direita, com retardo na concentração do meio de contraste. Bolhas de gás junto à veia cava inferior.

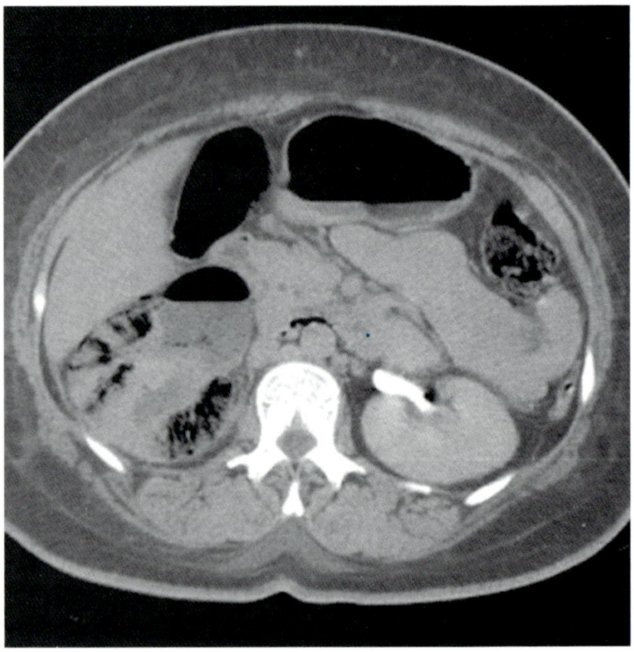

Fig. 17-4. Achados semelhantes aos da Figura 17-3, além de hidronefrose com nível hidroaéreo no ureter proximal e retardo na excreção do meio de contraste. Bolhas de gás no espaço interaortocaval.

DIAGNÓSTICO

Pielonefrite enfisematosa.

DEFINIÇÃO DA DOENÇA

A pielonefrite enfisematosa é uma forma rara e fulminante de infecção necrosante do parênquima renal que cursa com formação de gás intra e/ou perirrenal.

DISCUSSÃO

A pielonefrite enfisematosa surge de forma aguda, com rápida degradação do estado geral e dos parâmetros hemodinâmicos. O quadro clínico inclui febre, hematúria, dor lombar e flutuação no flanco. A maioria dos pacientes é diabética mal controlada (> 90%) com ou sem uropatia obstrutiva associada (~ 40%) ou imunodeprimida. As mulheres são até sete vezes mais acometidas. Em até 7% dos casos o envolvimento é bilateral.

A *Escherichia coli* é o agente bacterinano mais comum, seguida por *Klebsiella*, *Proteus* e *Pseudomonas*.

A tomografia computadorizada (TC) é o exame de escolha e os achados de imagem incluem gás intra-renal (padrão de gás em estrias radiais) ou perirenal, gás na veia renal ou no sistema coletor, hidronefrose (com ou sem fator obstrutivo) e retardo na concentração/eliminação do meio de contraste. A ultra-sonografia (US) e as radiografias simples podem demonstrar enfisema na loja renal, além da caracterização de fatores obstrutivos.

O tratamento baseia-se em estratégia agressiva com hidratação, ressuscitação hemodinâmica e controle metabólico, antibioticoterapia de amplo espectro e medidas cirúrgicas imediatas. Embora raros relatos refiram uma evolução favorável apenas com terapêutica médica, a maioria dos autores advoga um tratamento agressivo com drenagem percutânea e eliminação do fator obstrutivo (se presente) em doentes estáveis com rins viáveis ou a nefrectomia radical (modalidade de escolha) em casos de envolvimento renal extenso ou com complicações associadas (plaquetopenia, insuficiência renal, choque etc.).

O prognóstico depende do diagnóstico precoce associado a tratamento imediato e agressivo. A mortalidade é alta e oscila entre 20 e 70%.

DIAGNÓSTICO DIFERENCIAL

Pielonefrite xantogranulomatosa.

LEITURAS RECOMENDADAS

Chen MT, Huang CN, Chou YH *et al.* Percutaneous drainage in the treatment of emphysematous pyelonephritis: 10-year experience. *J Urol* 1997;157:1569-73.

Huang JJ, Tseng CC. Emphysematous pyelonephritis. Clinicopathlogical classification, management, prognosis and pathogenesis. *Arch Intern Med* 2000;160:797-805.

Shetty S. Emedicine – Emphysematous pyelonephritis. Disponível em: http://www.emedicine.com/MED/topic3440.htm.

Shokier AA, El-Azab M, MohsenT, El-DiastyT. Emphysematous pyelonephritis: A 15-year experience with 20 cases. *Urology* 1997;49:343-6.

INRAD

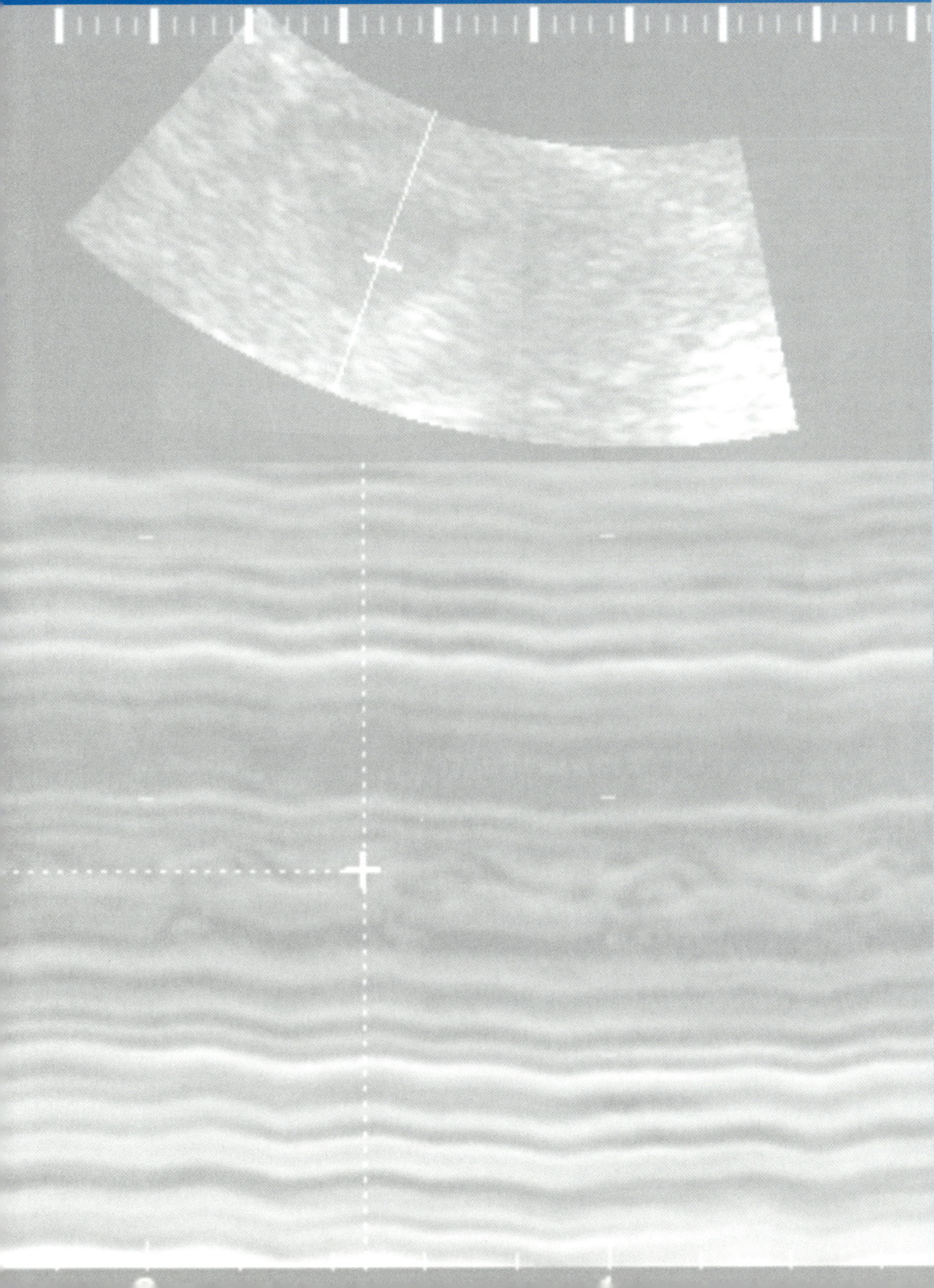

Ultra-Sonografia

QUADRO CLÍNICO

Paciente do sexo feminino, 26 anos, procura pronto-socorro com história de sangramento genital e dor em fossa ilíaca direita (FID) há 4 dias. Nega uso de métodos contraceptivos e refere atraso menstrual de 3 meses. Ao exame físico apresentava dor à palpação da FID sem sinais de peritonite, sem massas palpáveis. Ao exame ginecológico apresentava dor à palpação da região anexial direita, sem outras alterações.

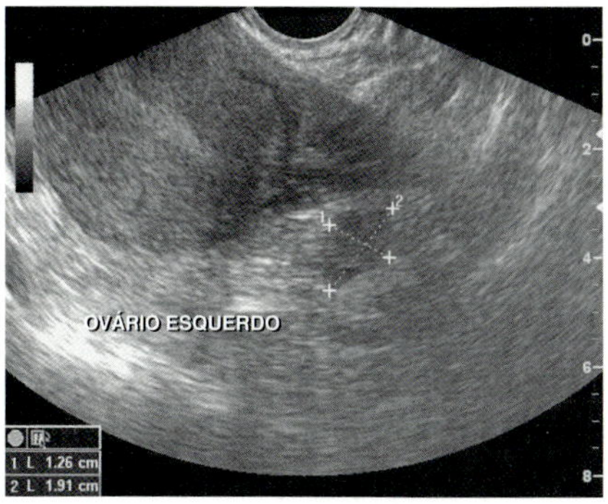

Fig. 18-1. Ultra-sonografia pélvica transvaginal do ovário esquerdo.

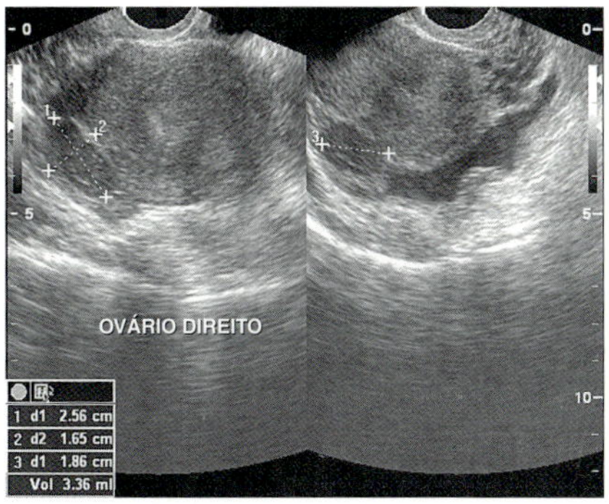

Fig. 18-2. Ultra-sonografia pélvica transvaginal do ovário direito.

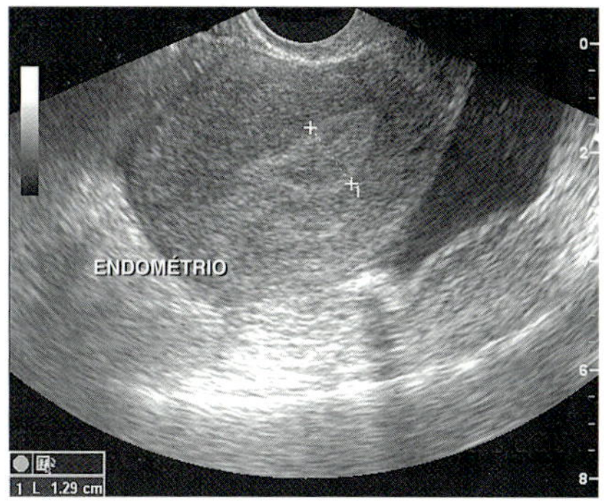

Fig. 18-3. Ultra-sonografia pélvica transvaginal do útero.

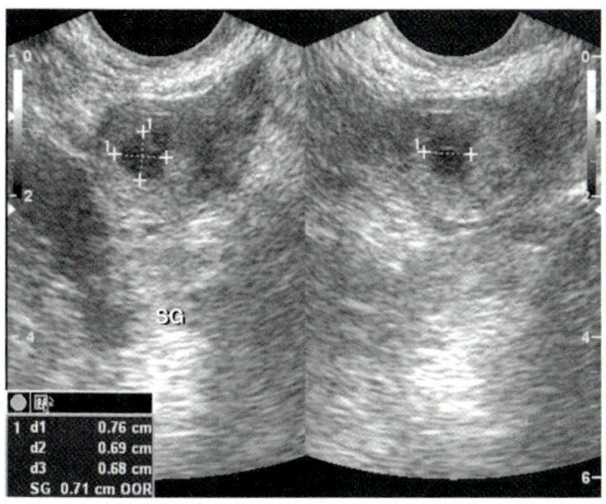

Fig. 18-4. Ultra-sonografia pélvica transvaginal da região anexial direita.

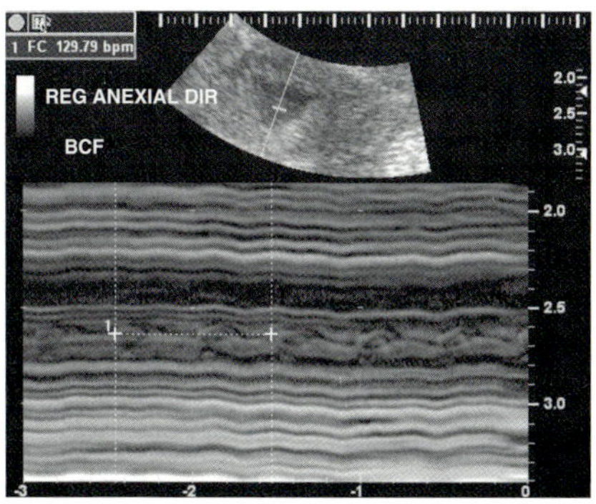

Fig. 18-5. Ultra-sonografia modo M da região anexial direita.

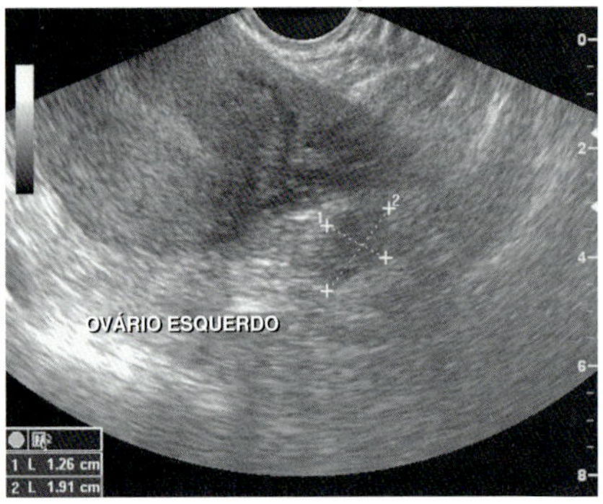

Fig. 18-1. Ovário esquerdo sem alterações.

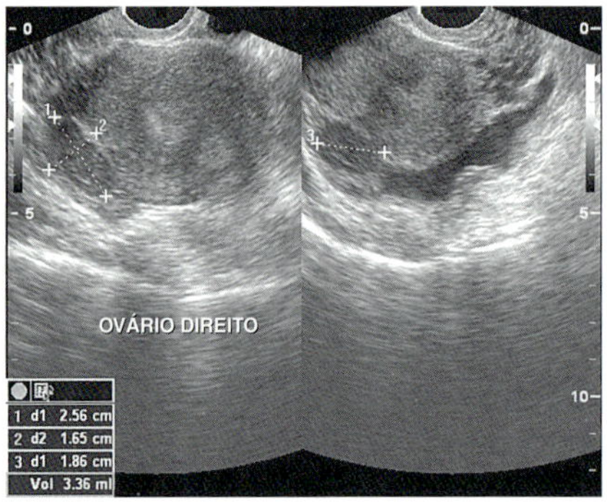

Fig. 18-2. Ovário direito sem alterações. Observa-se líquido livre na pelve.

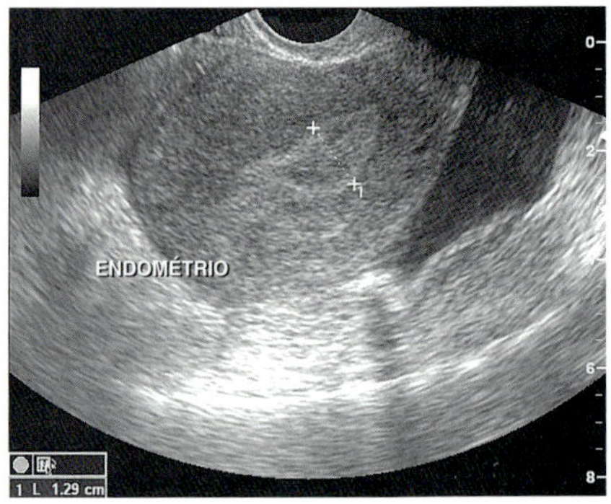

Fig. 18-3. Ultra-sonografia pélvica transvaginal com espessura máxima do endométrio de 1,29 cm. Observa-se líquido livre na pelve.

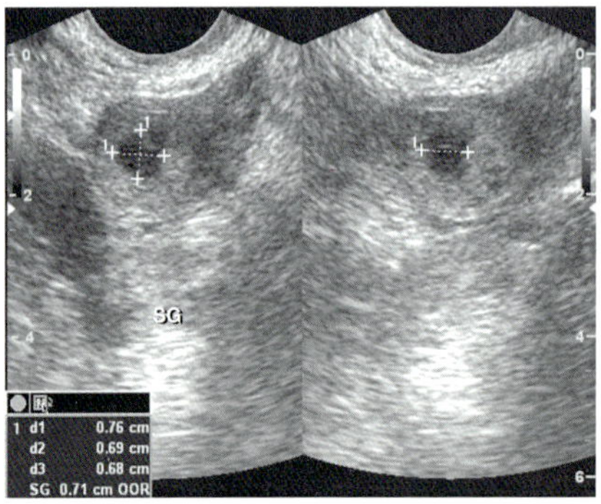

Fig. 18-4. Massa de conteúdo cístico e paredes espessas localizada na região anexial direita.

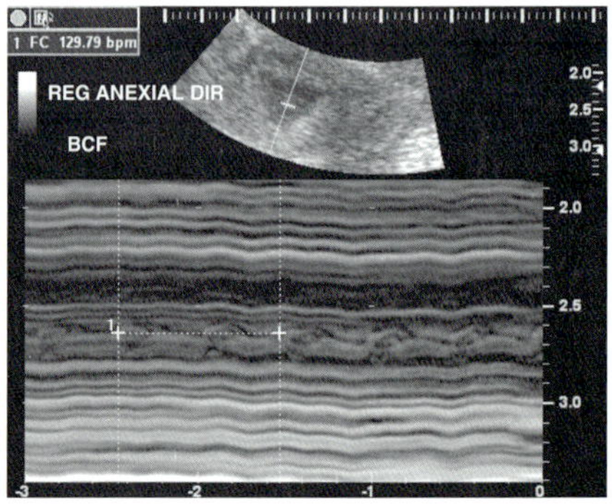

Fig. 18-5. Batimentos cardíacos fetais evidenciados ao modo M no interior da massa anexial direita.

Diagnóstico

Gravidez ectópica.

ASPECTOS CLÍNICOS E LABORATORIAIS

Cerca de 45% das pacientes com gravidez ectópica apresentam a tríade clássica de dor abdominal, sangramento genital ou irregularidade menstrual e massa abdominal palpável.

Os fatores de risco são salpingite prévia, presença de dispositivo intra-uterino (DIU), cirurgia tubária prévia, fertilização assistida, gravidez ectópica prévia e anomalias congênitas uterinas.

A presença ou não de saco gestacional identificável à ultra-sonografia (US) está relacionada com os níveis séricos de β-HCG, sendo a US por via transvaginal e suprapúbica capazes de identificá-lo com níveis a partir de 1.000 e 6.000 mUI/mL, respectivamente.

Achados típicos de imagem

Específicos

- Patognomônico: presença de embrião vivo, caracterizado pela presença de batimentos cardiofetais (BCF) evidenciados pelo modo M.
- Pseudo-saco gestacional: coleção fluida intra-uterina com halo hiperecogênico único (reação decidual), sem o sinal da dupla reação decidual (decíduas parietal e capsular).
- Presença de fluxo placentário ao Doppler, caracterizado por aumento da vascularização e fluxo de alta velocidade e baixa impedância.

Inespecíficos

- Massa anexial complexa sólida (até 45% dos casos).
  Obs.: quando associada a β-HCG > 6.000 mUI/mL e ausência de gravidez intra-uterina, apresenta especificidade próxima a 100% para gravidez ectópica.
- Anel tubário: anel hiperecogênico de conteúdo anecogênico.
- Presença de líquido livre.

A US não pode determinar se a tuba uterina está intacta ou não pela presença de líquido livre ou pelo aspecto da massa anexial. Foi verificado que 37% dos casos de gravidez ectópica intacta apresentavam grande quantidade de líquido livre à US e que 21% dos casos com rotura uterina não apresentavam líquido livre na cavidade abdominal.

Diagnósticos diferenciais

- Cisto ovariano hemático.
- Abscesso tubovárico.
- Endometrioma.
- Tumores ovarianos.

LEITURAS RECOMENDADAS

Atri M. Role of endovaginal sonography in the diagnosis and management of ectopic pregnancy. *RadioGraphics* 1996 July;16(4);755-74.

Levine D. Ectopic pregnancy. *Radiology* 2007 Nov;245(2):385-97.

Pastore AR. *Ultra-sonografia em ginecologia e obstetrícia*. 2003. p. 75-88.

Rumack CM. *Tratado de ultra-sonografia diagnóstica*. 3. ed. Rio de Janeiro: Elsevier, 2006, p. 1102-1113. v. II.

Zugaib M. *Protocolos assistenciais*. 3. ed. Rio de Janeiro: Editora Atheneu, 2007. p. 437-444.

CASO 19

Ceci Obara Kurimori

QUADRO CLÍNICO

Paciente do sexo masculino, 25 anos, em terceiro dia pós-transplante de rim e pâncreas por insuficiência renal crônica decorrente de diabetes *mellitus* tipo 1 (DM1), queixa-se de dor abdominal. Apresenta difícil controle glicêmico há 2 dias, níveis de creatinina em queda, boa diurese e ultra-sonografia (US) com Doppler do rim transplantado normal.

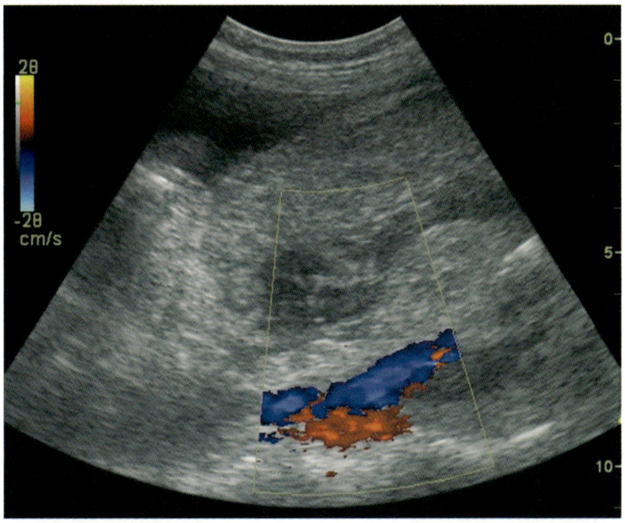

Fig. 19-1. US com Doppler colorido de enxerto pancreático na fossa ilíaca esquerda.

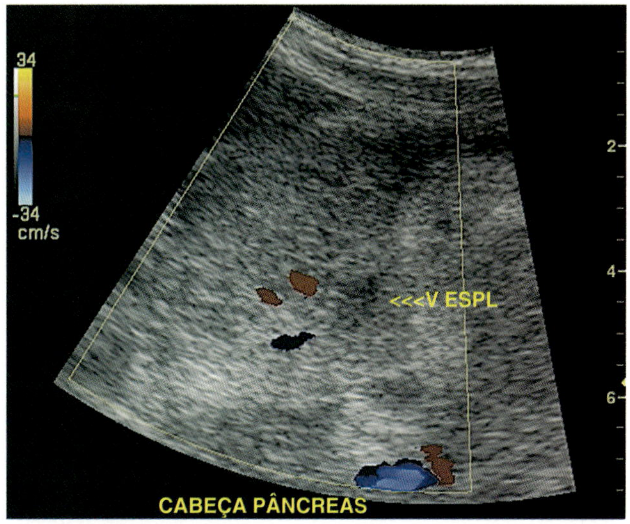

Fig. 19-2. US com Doppler colorido de enxerto pancreático na fossa ilíaca esquerda.

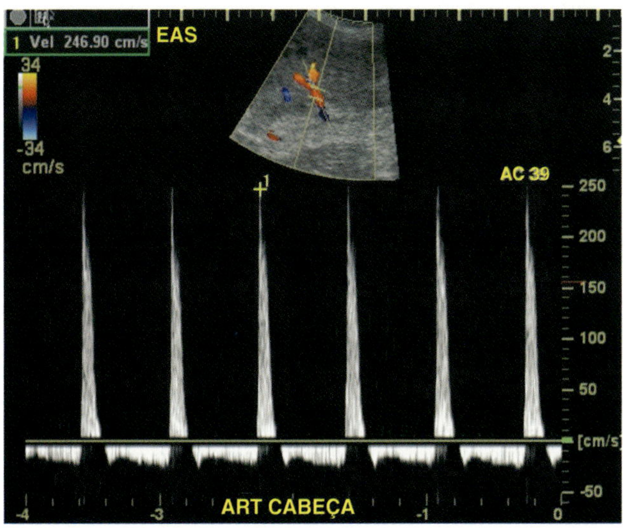

Fig. 19-3. US com Doppler colorido e espectral da cabeça do enxerto pancreático.

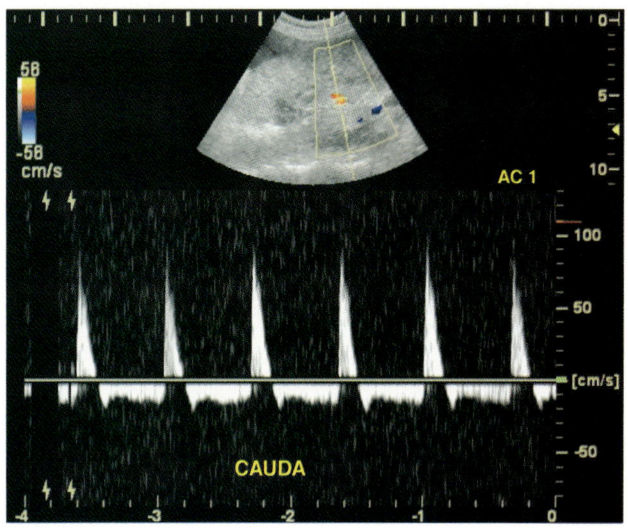

Fig. 19-4. US com Doppler colorido e espectral da cauda do enxerto pancreático.

CASO 19

Ceci Obara Kurimori

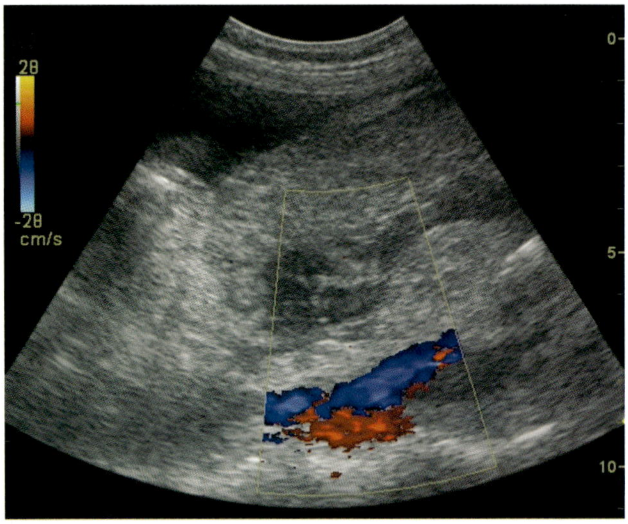

Fig. 19-1. US com Doppler colorido de enxerto pancreático na fossa ilíaca esquerda mostra fluxo presente em artéria e veia ilíacas.

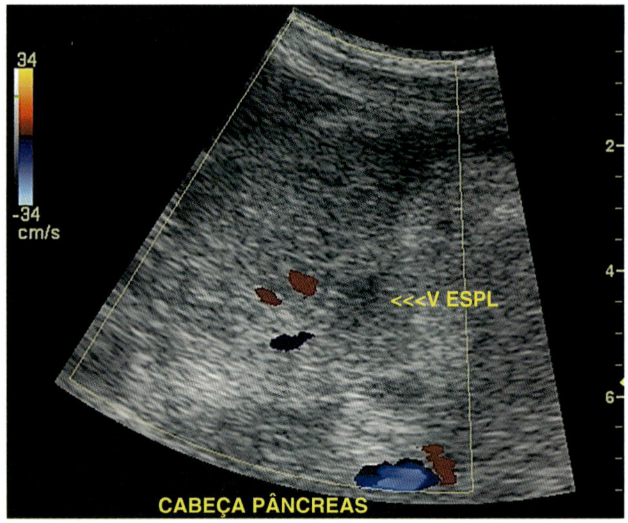

Fig. 19-2. US com Doppler colorido de enxerto pancreático na fossa ilíaca esquerda não mostra fluxo na veia esplênica.

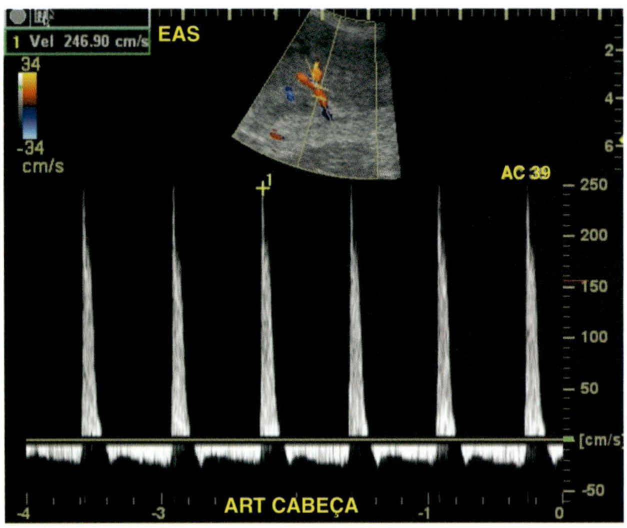

Fig. 19-3. US com Doppler colorido e espectral de artéria da cabeça do enxerto pancreático com diástole reversa.

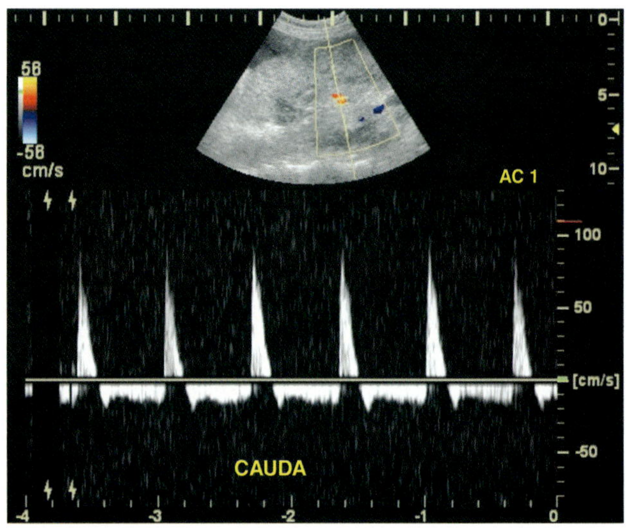

Fig. 19-4. US com Doppler colorido e espectral de artéria da cauda do enxerto pancreático com diástole reversa.

DIAGNÓSTICO

Trombose venosa do enxerto pancreático.

Realizada transplantectomia do pâncreas, cujo resultado anatomopatológico revelou trombose venosa e arterial recente com infarto isquêmico maciço do pâncreas.

DEFINIÇÃO DA DOENÇA

É uma complicação vascular do transplante pancreático.

As complicações vasculares aumentam o risco de pancreatite hemorrágica, necrose pancreática e infecção, além de propagação do trombo.

ASPECTOS CLÍNICOS E LABORATORIAIS

Geralmente ocorre dor abdominal na primeira semana pós-transplante.

Nos exames laboratoriais há queda dos níveis de amilase urinária, aumento dos níveis de amilase sérica e elevação da glicemia.

ACHADOS DE IMAGEM

O estudo com Doppler de um enxerto pancreático normal apresenta curva com baixo índice de resistividade (IR $< 0,7$). Na trombose venosa há ausência de fluxo venoso e aumento da resistência arterial, sendo que o fluxo diastólico reverso tem sensibilidade de 100%.

DIAGNÓSTICO DIFERENCIAL

Outras causas de aumento da resistividade das artérias pancreáticas são rejeição do enxerto, toxicidade a ciclosporina e pancreatite.

LEITURAS RECOMENDADAS

Foshager MC, Hedlund LJ, Troppmann C *et al.* Venous thrombosis of pancreatic transplants: diagnosis by duplex sonography. *AJR* 1997;169:1269-73.

Krebs TL, Daly B, Wong JJ *et al.* Vascular complications of pancreatic transplantation: MR evaluation. *Radiology* 1995;196:793-8.

Nikolaidis P, Amin RS, Hwang CM *et al.* Role of sonography in pancreatic transplantation. *RadioGraphics* 2003;23:939-49.

Thorsten L. Krebs, MD, Barry Daly, MD, Jade J. Wong, MD, Caroline C. Chow, MD, Steven T. Bartlett, MD. Vascular Complications of Pancreatic Transplantation: MR Evaluation. Radiology 1995;196:793-798.

INRAD

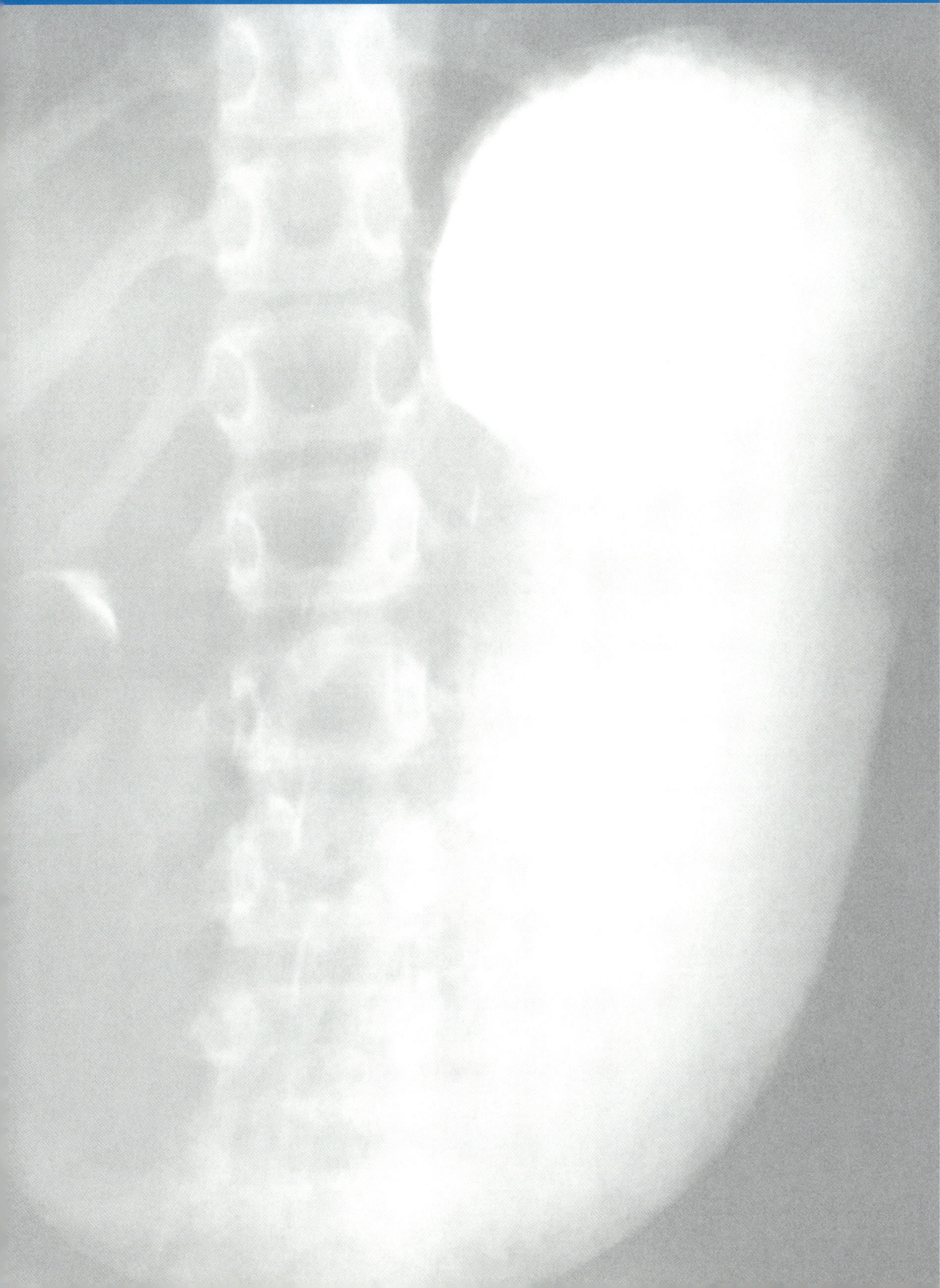

Pediatria

QUADRO CLÍNICO

Paciente de 11 anos, sexo feminino, natural de Manaus, apresenta dor abdominal há 4 dias associada a náuseas e vômitos (biliosos). Está em investigação para doença celíaca (paciente havia realizado biópsia duodenal para investigação de doença celíaca há 8 dias). Ao exame físico apresenta regular estado geral, desidratação e dor à palpação de região periumbilical.

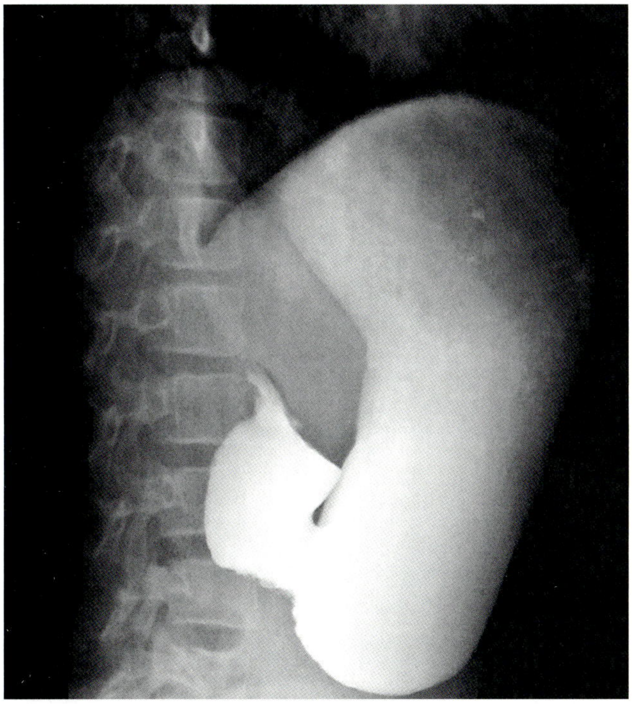

Fig. 20-1. Seriografia EED.

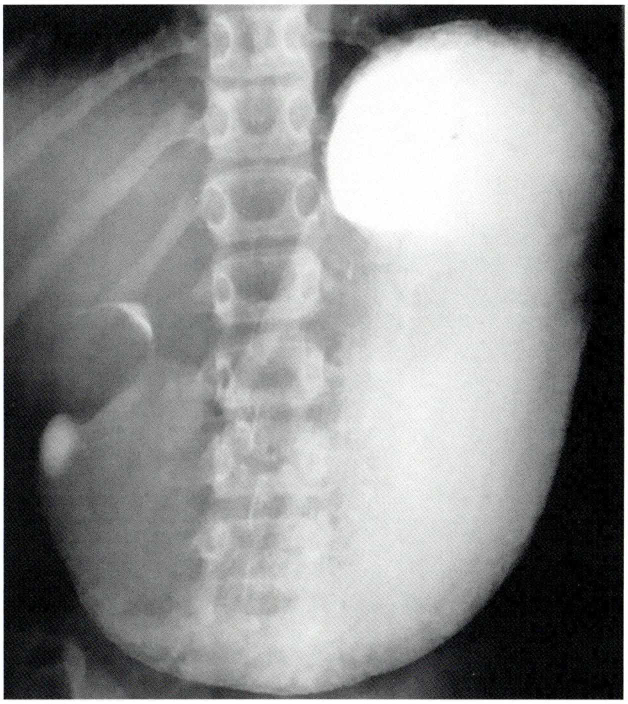

Fig. 20-2. EED.

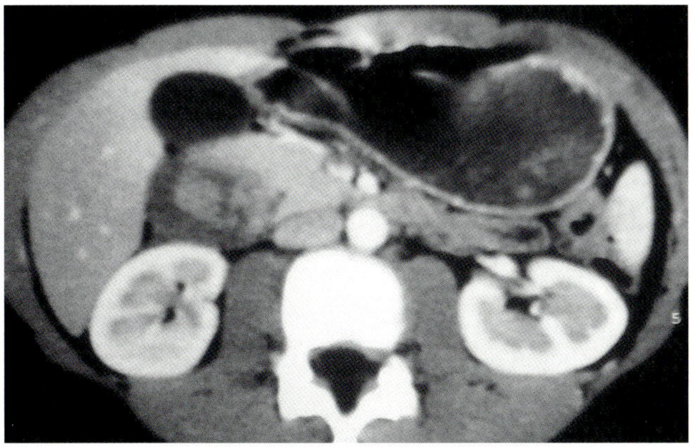

Fig. 20-3. Tomografia de abdome.

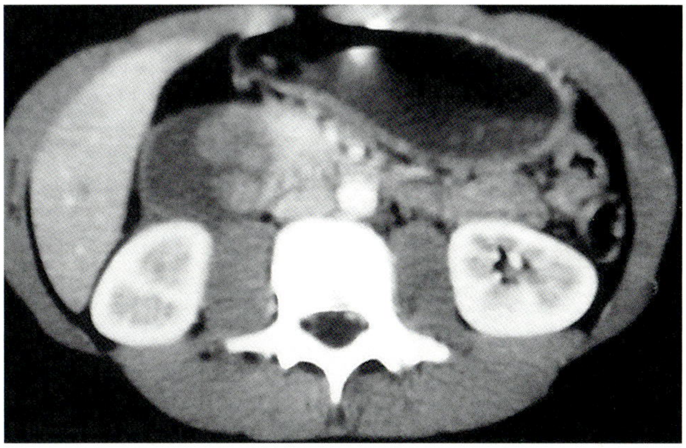

Fig. 20-4. Tomografia de abdome.

CASO 20

Eduardo Noda Kihara Filho

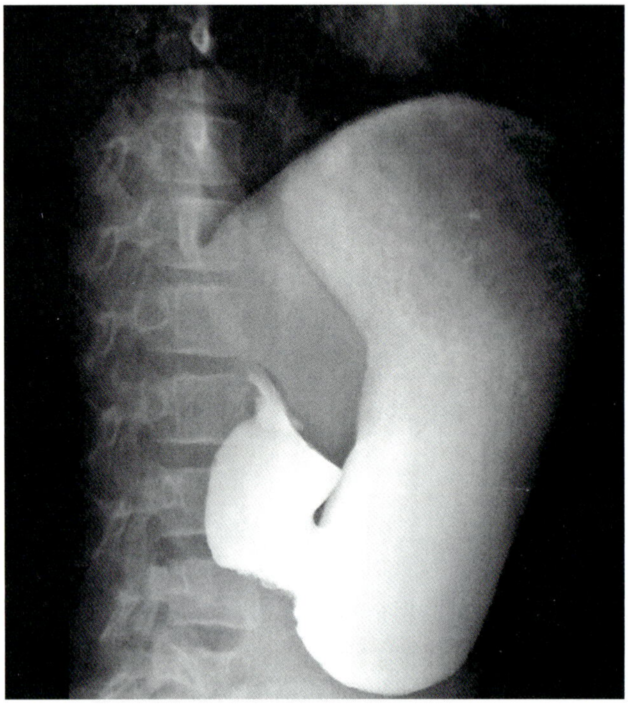

Fig. 20-1. EED com dilatação gástrica.

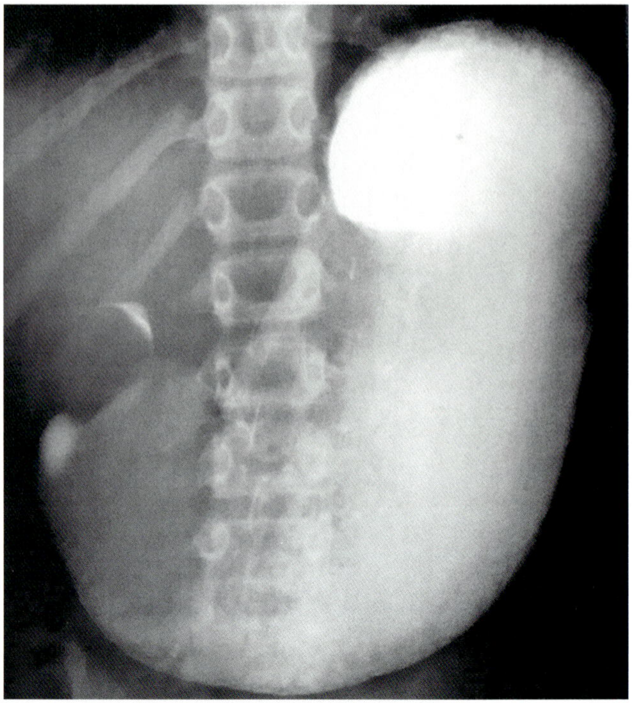

Fig. 20-2. EED apresentam obstrução duodenal com falha de enchimento convexa.

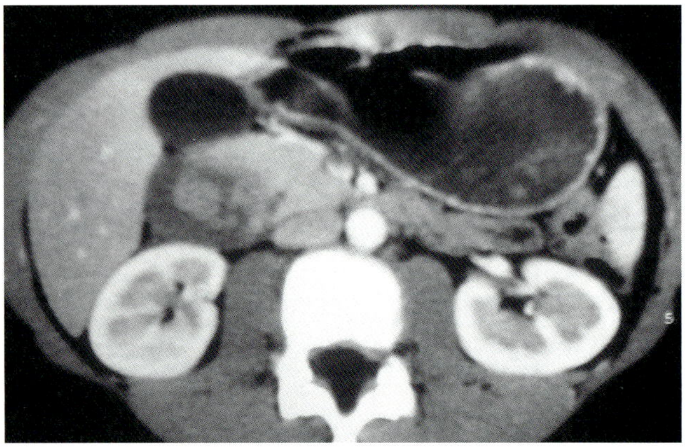

Fig. 20-3. Tomografia de abdome com distensão gástrica com nível, vesícula distendida, colédoco ectasiado, corpo e cauda do pâncreas sem alterações.

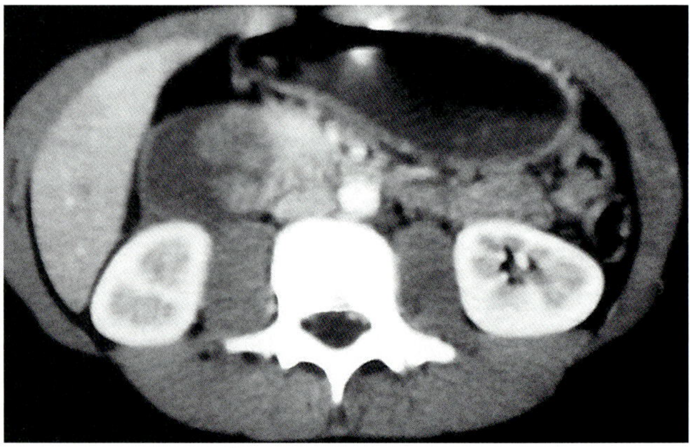

Fig. 20-4. Tomografia de abdome com formação nodular heterogênea, com áreas hiper e hipoatenuante, junto à segunda porção do duodeno, compatível com hematoma de parede duodenal.

DIAGNÓSTICO

Abdome agudo obstrutivo por hematoma duodenal.

DEFINIÇÃO DA DOENÇA

O hematoma duodenal é causado por trauma (71%) e coagulopatia/uso de anticoagulantes (20%), também podendo se idiopático (9%). Nas crianças menores de 5 anos devemos lembrar de maus-tratos (associados a mortalidade de 50% nesses casos). Nos traumáticos, está associado a lesões de fígado e pâncreas.

ASPECTOS CLÍNICOS E LABORATORIAIS

Quadro clínico: dor abdominal, náuseas e vômitos (biliosos).

Exames laboratoriais: inespecíficos, podendo haver associação a aumento da bilirrubina sérica e da amilase (por obstrução dos fluxos biliar e pancreático).

ACHADOS DE IMAGEM

Raios X simples: distensão gástrica, com apagamento da sombra do psoas e pouco gás no intestino distal.

Esôfago-estômago-duodeno (EED): falha de enchimento duodenal, sinal *coil spring* (mola em espiral).

Ultra-sonografia (US): submucosa espessada e ecogênica (não-específica).

Tomografia computadorizada (TC): espessamento circunferencial da parede intestinal, hiperdensidade intramural, estreitamento luminal e obstrução intestinal (identificação de complicações), principalmente nos primeiros 10 dias.

Ressonância magnética (RM): nas imagens ponderadas em T2, foi descrito o "sinal do anel".

DIAGNÓSTICO DIFERENCIAL DE OBSTRUÇÃO DUODENAL

Atresia (período neonatal); estenose (pâncreas anular); má rotação; hérnia paraduodenal e hérnia mesentérica; duplicação; síndrome da artéria mesentérica e hematoma duodenal.

LEITURAS RECOMENDADAS

Abbas MA, Collins JM, Olden KW. Spontaneous intramural small-bowel hematoma: imaging findings and outcome. *AJR* 2002 Dec.;179:1389-94.

Felson B, Levin EJ. Intramural hematoma of the duodenum: a diagnostic roentgen sing. *Radiology* 1954;63:823-831.

Hahn PF, Stork DD, Vici LG, Femucci JT Jr. Duodenal hematoma: The ring sign in MR imaging. *Radiology* 1986;159:379-82.

Carty H, Shaw D, Brunelle F, Kendall B. Imaging children. Vol. 1 New York, NY: Churchill Livingstone, 1994. p. 374-386.

Jones WR, Hardin WJ, Davis JT, Hardy JD. Intramural hematoma of the duodenum: a review of the literature and case report. *Ann Surg* 1971 Apr.;173(4):534–44.

Luchtman M, Steiner TS, Faierman T *et al.* Post-traumatic intramural duodenal hematoma in children. *IMAJ* 2006;8:95-97.

MINHAS ANOTAÇÕES

QUADRO CLÍNICO

A.M.A., sexo masculino, 1 mês e 14 dias, com diagnóstico pré-natal de rins policísticos. Nasceu de parto cesárea, por sofrimento fetal, mecônio +++ (idade gestacional [IG] de 41 semanas), evoluindo com pneumotórax e necessitando de drenagem torácica aos 4 dias de vida. Ao ecocardiograma demonstrava hipertensão pulmonar. Logo após o nascimento apresentou aumento do valor sérico de creatinina (pico de 2,71 com 5 dias de vida), sendo necessária diálise peritoneal.

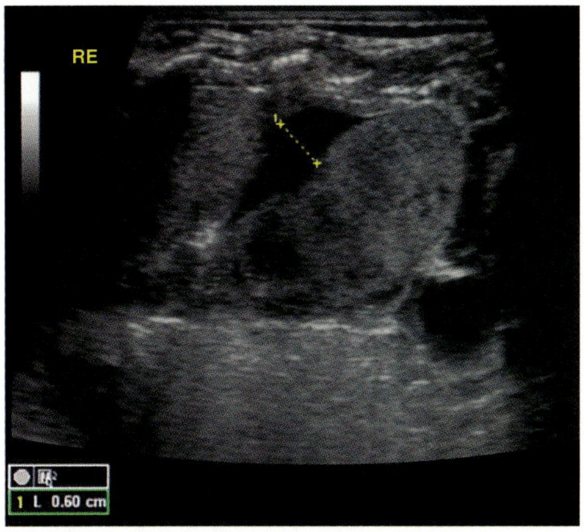

Fig. 21-1. US do rim esquerdo.

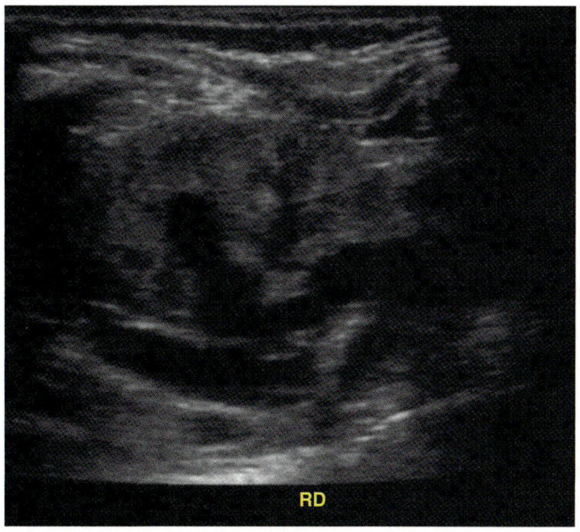

Fig. 21-2. US do rim direito.

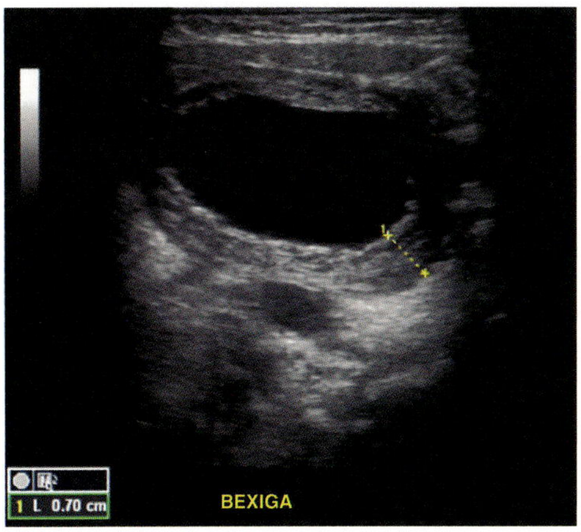

Fig. 21-3. US da bexiga.

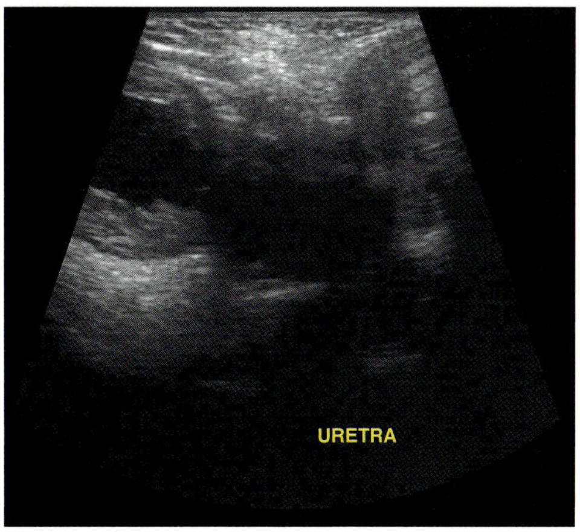

Fig. 21-4. US da uretra pela via transperineal.

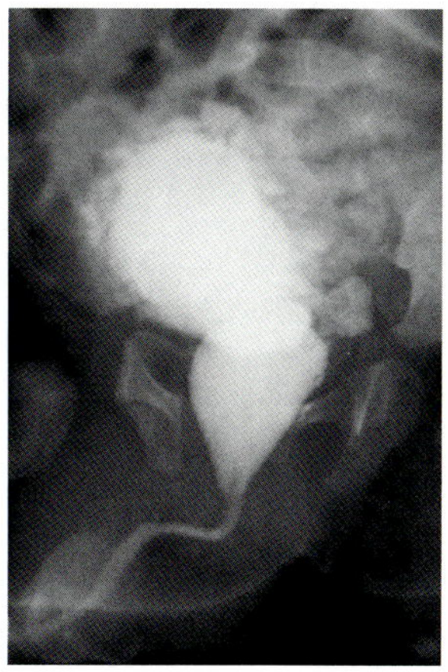

Fig. 21-5. Uretrocistografia miccional.

CASO 21

Patrícia Akissue de Camargo Teixeira

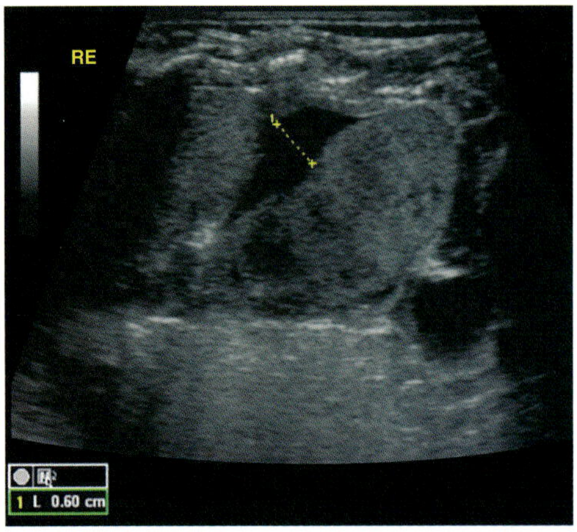

Fig. 21-1. Rim esquerdo de dimensões normais, com aumento da ecogenicidade do parênquima e coleção anecóica perirrenal.

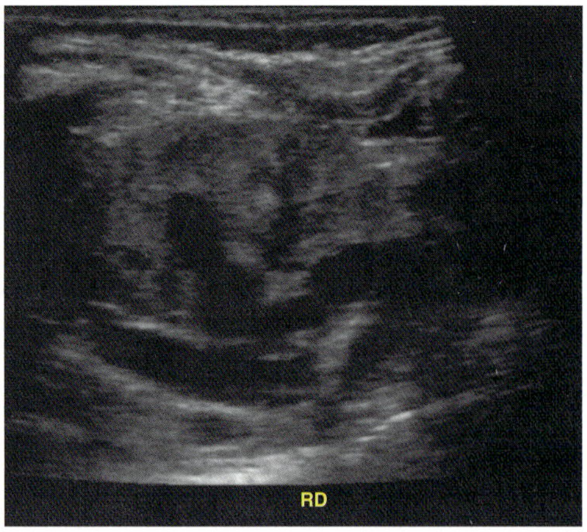

Fig. 21-2. Rim direito com as mesmas características do rim esquerdo, acompanhado de dilatação ureteropielocalicinal.

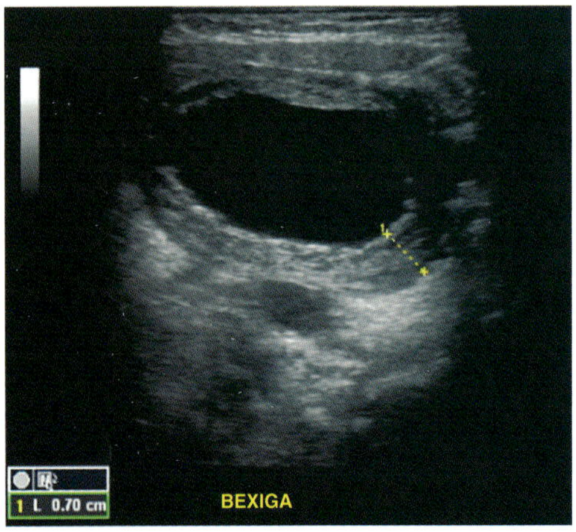

Fig. 21-3. Bexiga de paredes espessadas e trabeculadas, com conteúdo anecóico.

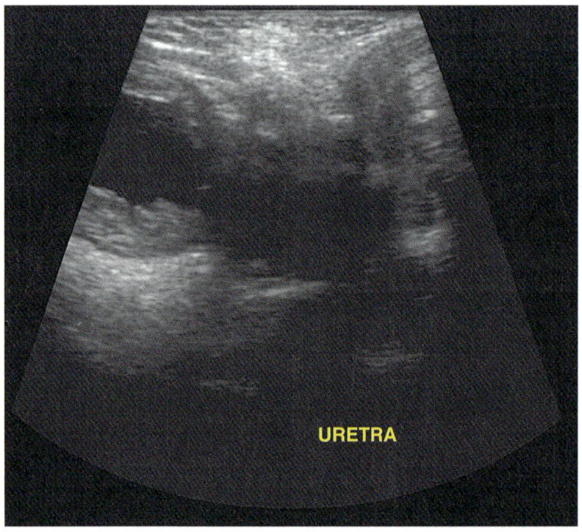

Fig. 21-4. Pela via transperineal observa-se a uretra posterior dilatada, com conteúdo anecóico.

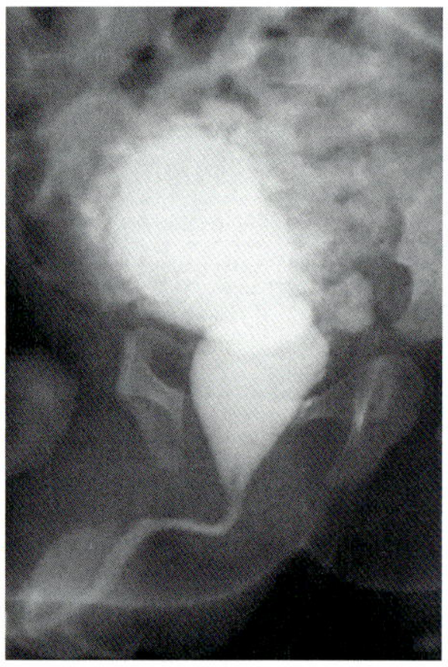

Fig. 21-5. Na uretrocistografia miccional observa-se bexiga de pequenas dimensões, com paredes trabeculadas e dilatação da uretra posterior.

DIAGNÓSTICO

Válvula de uretra posterior.

DISCUSSÃO

A válvula de uretra posterior é a causa mais comum de obstrução do trato urinário baixo em recém-nascidos do sexo masculino, e o diagnóstico é feito geralmente na fase pré ou perinatal. Ela decorre de um espessamento congênito da membrana mucosa da uretra posterior distal ao *verumontanum*, sendo subdividida em três tipos segundo sua etiologia. No tipo 1, o mais freqüente, a válvula é bicúspide e origina-se no assoalho da uretra posterior, distalmente ao *verumontanum*. O tipo 2 corresponde a dobras na mucosa que se estendem ântero-superiormente do *verumontanum* até o colo vesical, e o tipo 3 é uma válvula em formato de disco logo abaixo do *verumontanum*, com pequeno orifício posterior.

Em decorrência da maior pressão exercida pela bexiga para vencer a obstrução causada pela válvula, há hipertrofia do músculo detrusor, que leva a alteração da junção vesicoureteral ocasionando obstrução na junção ou refluxo vesicoureteral e, conseqüentemente, ureteroidronefrose. Este aumento crônico da pressão renal pode ocasionar urinoma e ascite urinosa, assim como displasia renal, com perda da função renal e aumento dos índices de creatinina.

O quadro clínico depende do grau de obstrução, sendo a manifestação mais precoce quanto maior a obstrução. Os neonatos podem apresentar sepse, distensão vesical, hidronefrose, urinoma ou ascite urinosa, oligoâmnio, evoluindo com hipoplasia pulmonar. As crianças maiores podem exibir infecções urinárias de repetição, dificuldade para urinar, jato fraco de urina, incontinência urinária, resíduo pós-miccional aumentado ou até insuficiência renal.

O achado clássico de imagem é a transição abrupta da uretra posterior dilatada para a uretra anterior de calibre normal, caracterizada na uretrocistografia miccional, não sendo necessária a visualização da válvula. Achados associados na uretrocistografia são bexiga de paredes trabeculadas, refluxo vesicoureteral e ascite urinosa.

Os achados ultra-sonográficos são: bexiga de paredes espessadas, dilatação da uretra posterior, ascite, urinoma, hidronefrose, ureter tortuoso e dilatado bilateralmente, sinais de displasia renal como afilamento do parênquima e aumento da sua ecogenicidade e pequenos cistos periféricos.

O tratamento realizado é a ablação endoscópica da válvula pela via transuretral. Em casos de severo oligoâmnio pode-se fazer um *shunt* vesicoamniótico percutâneo intra-útero, mas os resultados ainda são desconhecidos.

LEITURAS RECOMENDADAS

Macpherson RI, Leithiser RE, Gordon L, Turner WR. Posterior urethral valves: an update and review. *RadioGraphics* 1986;6:753-791.

Rumack C, Wilson S, Charboneau JW *et al. Diagnostic ultrasound*: 2 Volume Set. Mosby, 2004.

MINHAS ANOTAÇÕES

INRAD

Radiologia Intervencionista

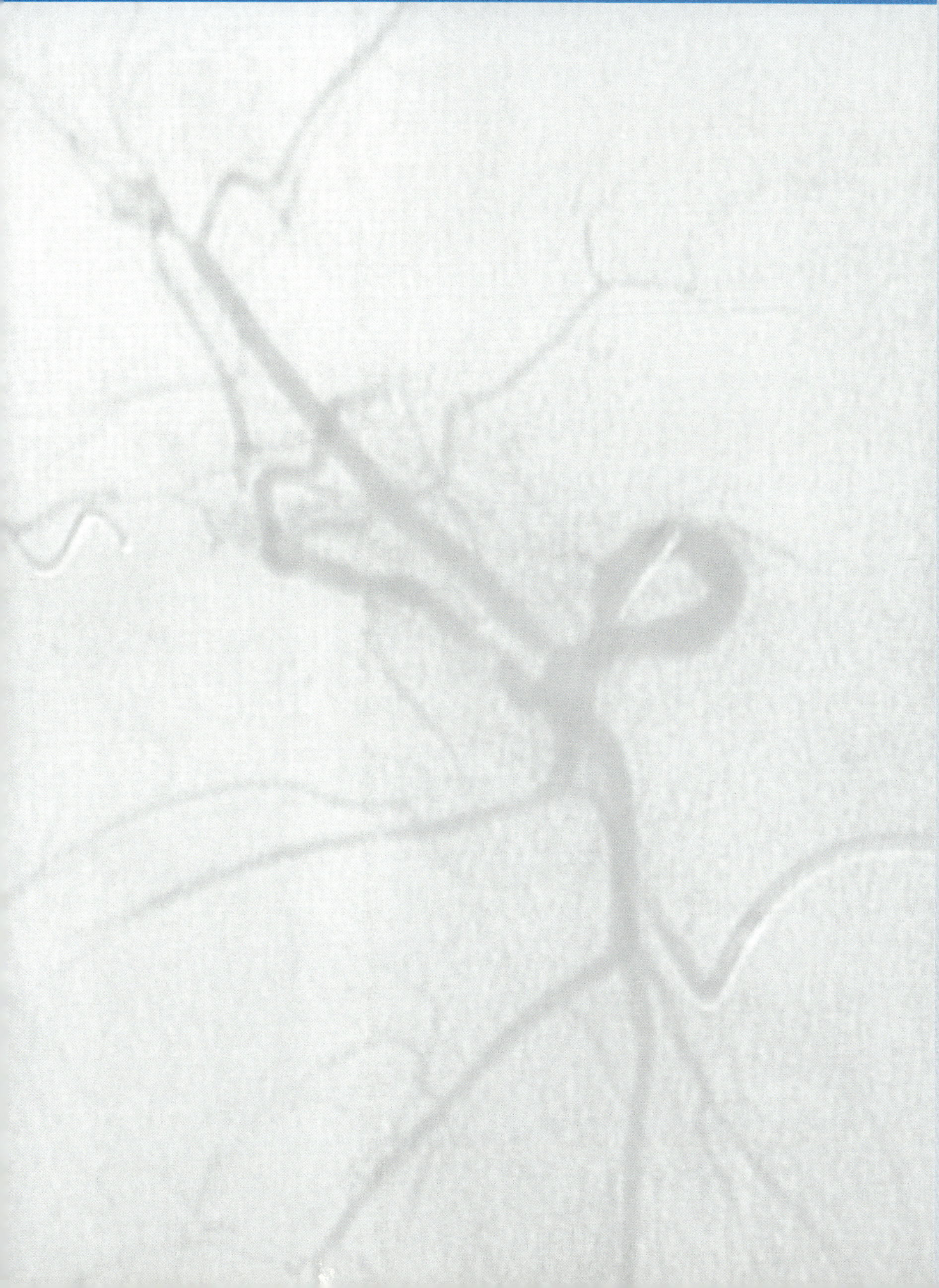

Joaquim Maurício da Motta Leal Filho

QUADRO CLÍNICO

Criança, 3 anos, sexo feminino, iniciou quadro de febre intermitente há 2 semanas (pico de até 39,5°C) após trauma abdominal fechado há três semanas. Antecedente de transplante hepático (lobo hepático esquerdo) há 14 meses, por atresia de vias biliares e que foi submetida a biópsias hepáticas no controle após o transplante. Ao exame físico apresentava-se hipocorada (+2/+4), freqüência cardíaca de 120 bpm, abdome flácido, indolor à palpação, fígado palpável a 5 cm do rebordo costal direito e baço a 4 cm do rebordo costal esquerdo.

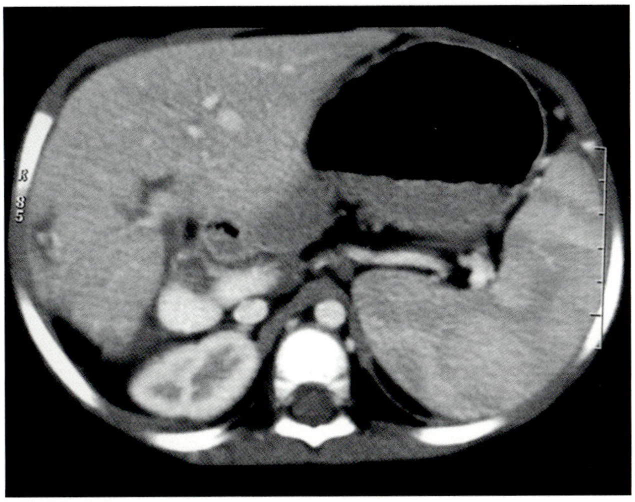

Fig. 22-1. TC de abdome: imagem axial fase portal.

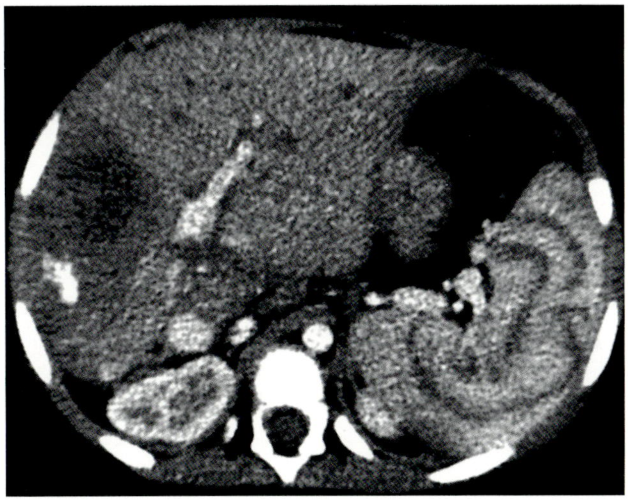

Fig. 22-2. TC de abdome: imagem axial fase arterial.

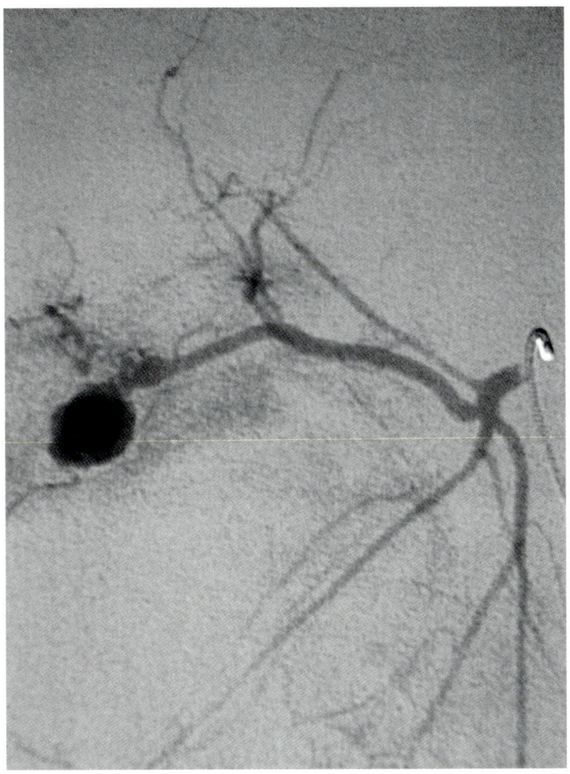

Fig. 22-3. Arteriografia hepática com subtração digital.

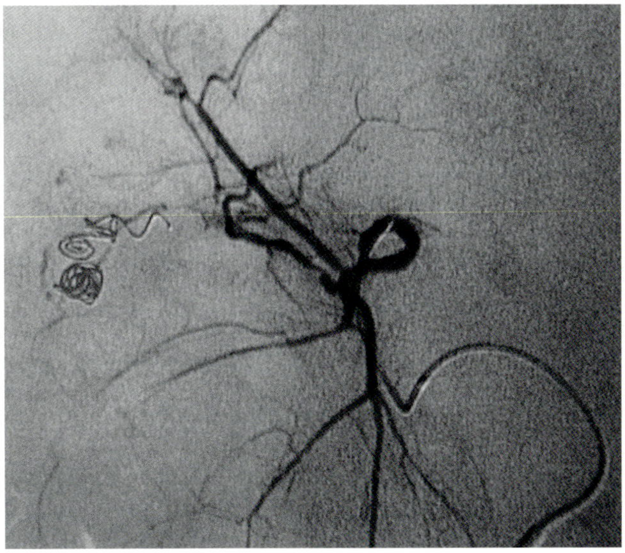

Fig. 22-4. Arteriografia hepática com subtração digital (controle).

CASO 22

Joaquim Maurício da Motta Leal Filho

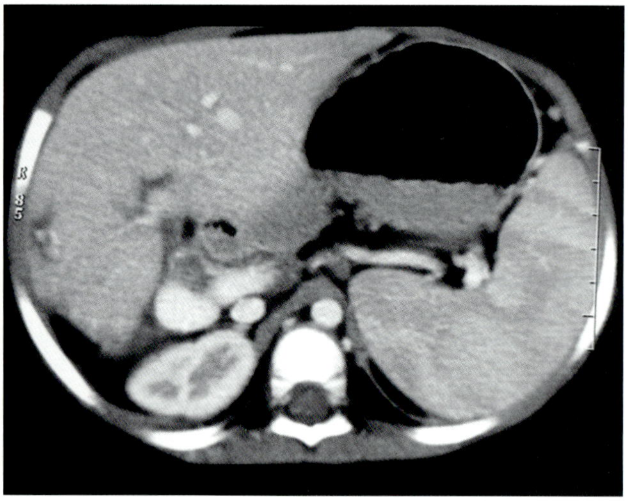

Fig. 22-1. Imagem axial na fase portal demonstra lesão heterogênea na topografia do segmento IV do fígado transplantado caracterizada por áreas de hipoatenuação periférica e hiperatenuação central (exame realizado 6 meses antes).

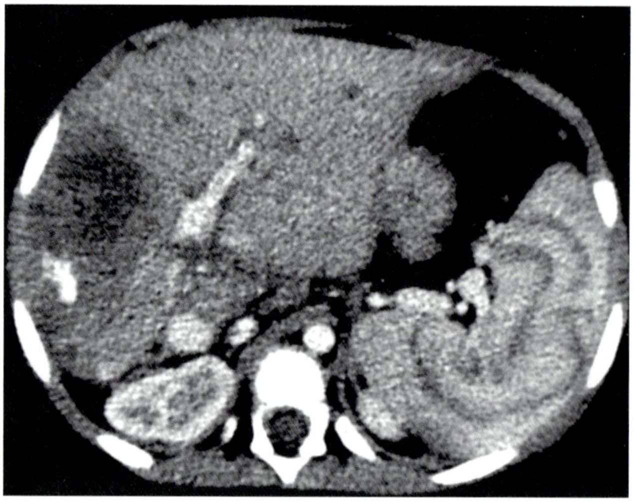

Fig. 22-2. Imagem axial na fase arterial demonstra área de atenuação heterogênea com focos espontaneamente hiperdensos localizados no segmento IV e com extravazamento de contraste para o interior da lesão.

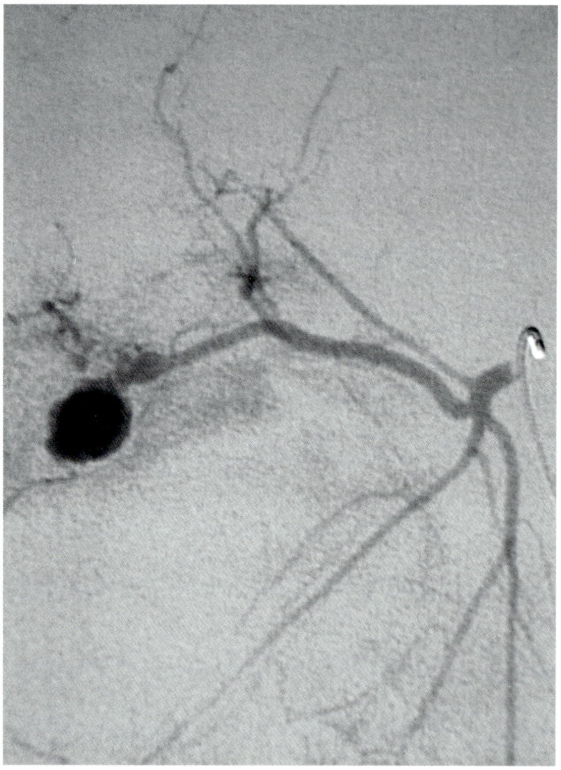

Fig. 22-3. Arteriografia seletiva hepática demonstra imagem de pseudo-aneurisma com sinais de extravazamento do meio de contraste.

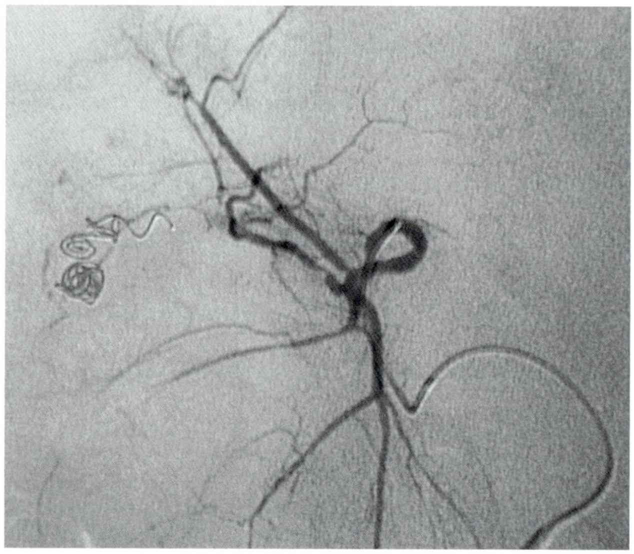

Fig. 22-4. Arteriografia hepática demonstra oclusão do pseudo-aneurisma após embolização com molas metálicas fibradas.

DIAGNÓSTICO

Pseudo-aneurisma de artéria hepática intra-hepático (PAIH) após transplante hepático.

DEFINIÇÃO DA DOENÇA

A incidência geral de pseudo-aneurismas da artéria hepática após transplante hepático é de 0,3-2%. O PAIH caracteriza-se pela presença de coleção sanguínea em comunicação com o sistema vascular contida pelo parênquima hepático. Pode ser conseqüência de punções parenquimatosas diretas como biópsias ou colangiografias percutâneas ou após traumatismo abdominal fechado.

ASPECTOS CLÍNICOS E LABORATORIAIS

Pode ser assintomático ou apresentar evolução insidiosa, às vezes manifestada por dor abdominal inespecífica, anemia crônica ou ser achado de imagem. Quando ocorre o choque hemorrágico, este pode ser conseqüência da expansão aguda ou rotura para cavidade abdominal ou vias biliares. O tratamento de escolha é a embolização superseletiva do pseudoaneurisma com molas por acesso endovascular.

ACHADOS DE IMAGEM

Ultra-sonografia (US): o PAIH pode ser visibilizado como imagem hepática sólida, heterogênea, com áreas hipoecogênicas e vascularização periférica ao Doppler, com ou sem fluxo no seu interior.

Tomografia computadorizada: na fase sem contraste é visibilizado como imagem heterogênea e hipoatenuante; na fase arterial com contraste pode demonstrar área(s) de atenuação heterogênea(s) com focos hiperdensos e extravasamento para o interior da lesão; e na fase portal pode haver realce hiperatenuante do conteúdo do pseudoaneurisma.

Angiografia: na fase de retorno venoso da arteriografia mesentérica superior ou esplênica os ramos portais intra-hepáticos podem não ser observados na topografia da lesão (área hipovascular) por desvio, compressão ou trombose decorrente da presença do pseudoaneurisma. Na arteriografia hepática seletiva pode-se visibilizar imagem arredondada, preenchida por contraste nutrida pela artéria hepática compatível com pseudo-aneurisma.

DIAGNÓSTICO DIFERENCIAL

Os principais diagnósticos diferenciais são adenoma, metástases, abscessos piogênicos e hemangiomas.

LEITURAS RECOMENDADAS

Fistouris J, Herlenius G, Backman L. Pseudoaneurysm of the hepatic artery following liver transplantation. *Transplant Proc* 2006;38:2679-2682.

Kim H, Kim K, Kim A, *et al.* Hepatic artery pseudoaneurysm in adult living-donor liver transplantation: Efficacy of CT and Doppler sonography. *AJR Am J Roentgenol* 2005;184:1549-55.

Maleux G, Pirenne J, Aerts R *et al.* Case Report. Hepatic artery pseudoaneurysm after liver transplantation: definitive treatment with a stent-graft after failed coil embolisation. *Br J Radiol* 2005;78:453-456.

Marshall M, Muiesan P, Srinivasan P *et al.* Hepatic artery pseudoaneurysm following liver transplantation: incidence, presenting features and management. *Clin Radiol* 2001;56(7):579-87.

MINHAS ANOTAÇÕES

INRAD

Muscoloesquelético

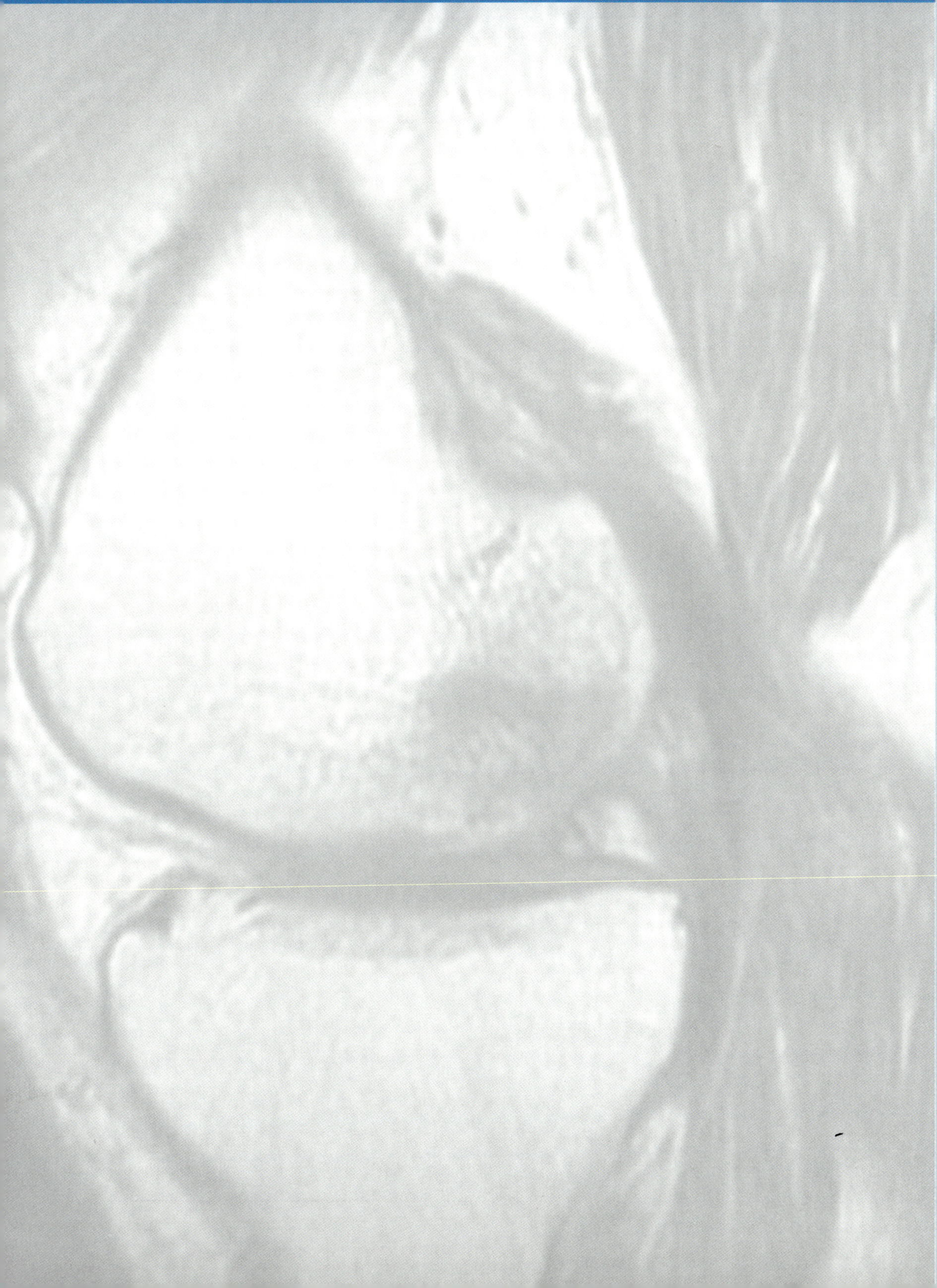

QUADRO CLÍNICO

Paciente F.S.S., 27 anos, sexo feminino, com quadro crônico de aumento volumétrico do hemicorpo direito. Já tinha diagnóstico da doença que será aqui apresentada.

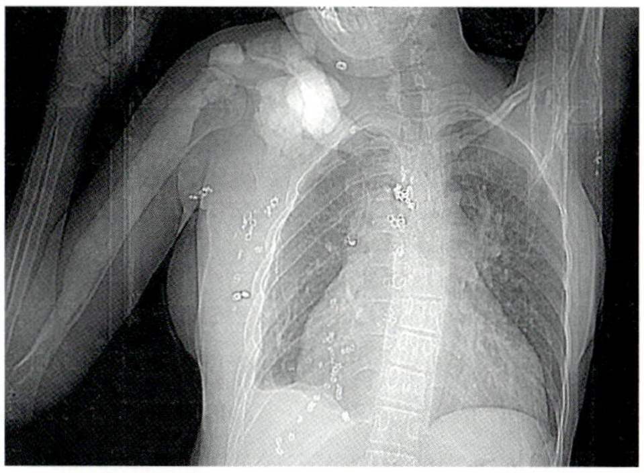

Fig. 23-1. Radiografia do tórax em AP.

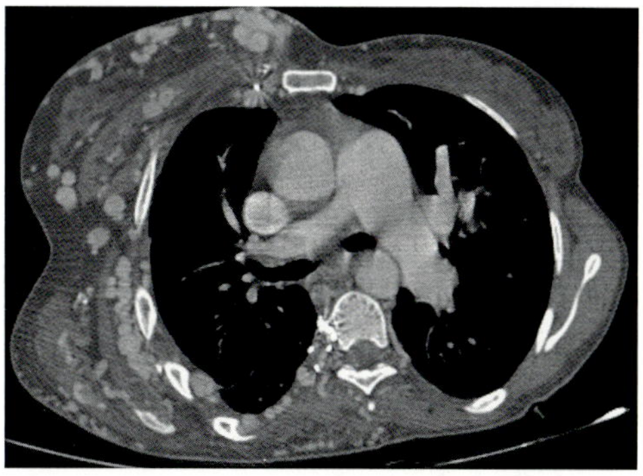

Fig. 23-2. Corte axial de angiotomografia computadorizada do tórax.

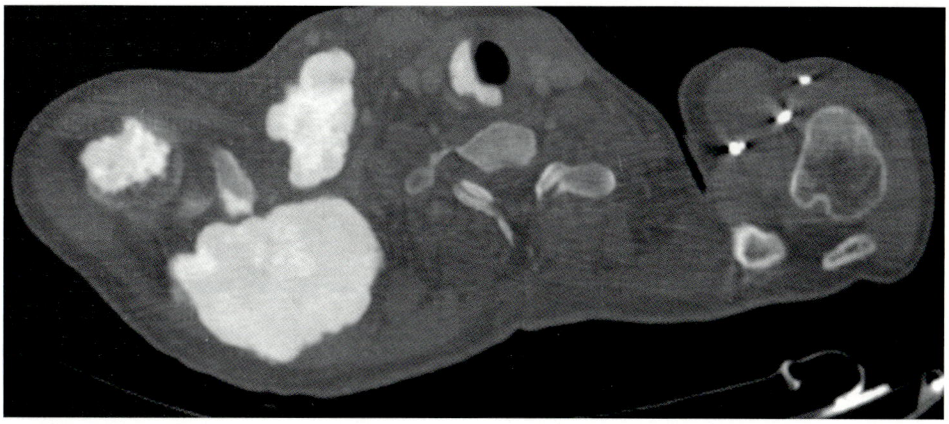

Fig. 23-3. Corte axial de TC do tórax.

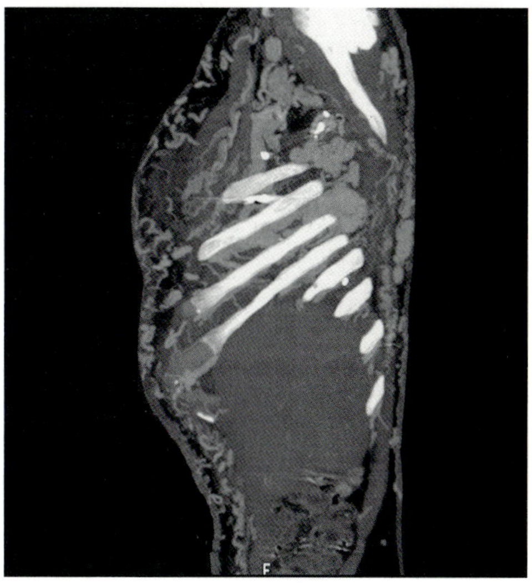

Fig. 23-4. Reformatação sagital de angiotomografia toracoabdominal.

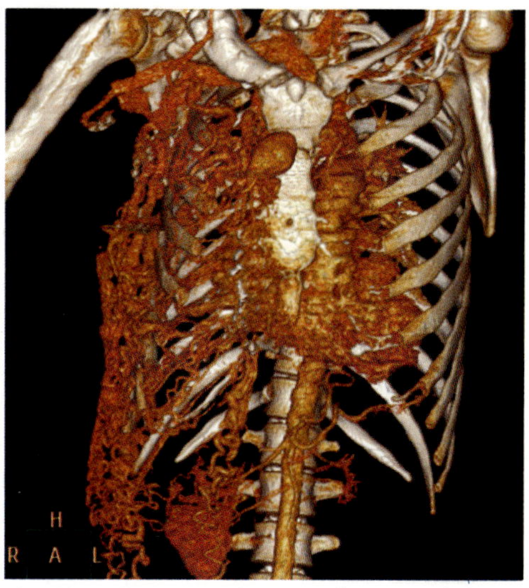

Fig. 23-5. Reconstrução em *volume rendering*.

CASO 23

Daniella Ferraro Fernandes Costa

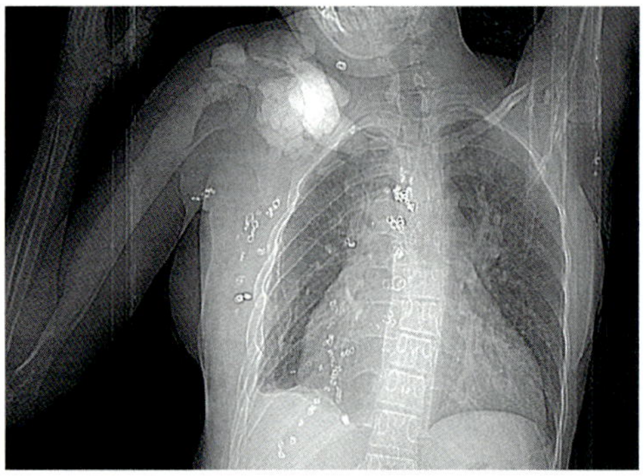

Fig. 23-1. Expansão e aumento da densidade óssea de úmero, clavícula e escápula, com ampliação das partes moles no hemitórax direito. Notam-se também múltiplas molas de embolização e aumento da área cardíaca.

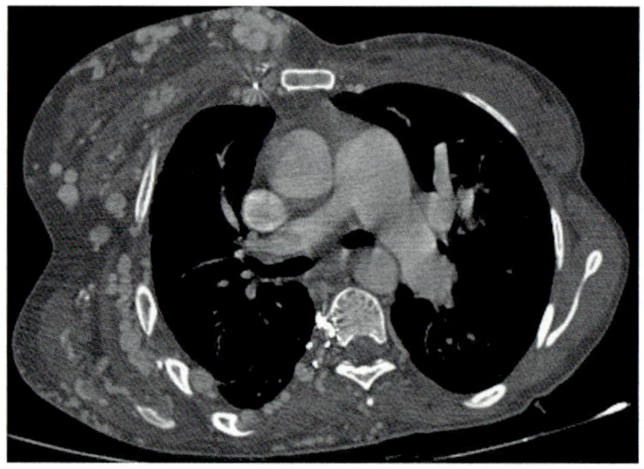

Fig. 23-2. Múltiplas formações vasculares, serpiginosas, distribuídas pelo hemitórax direito e localizadas no subcutâneo e nos planos profundos das partes moles.

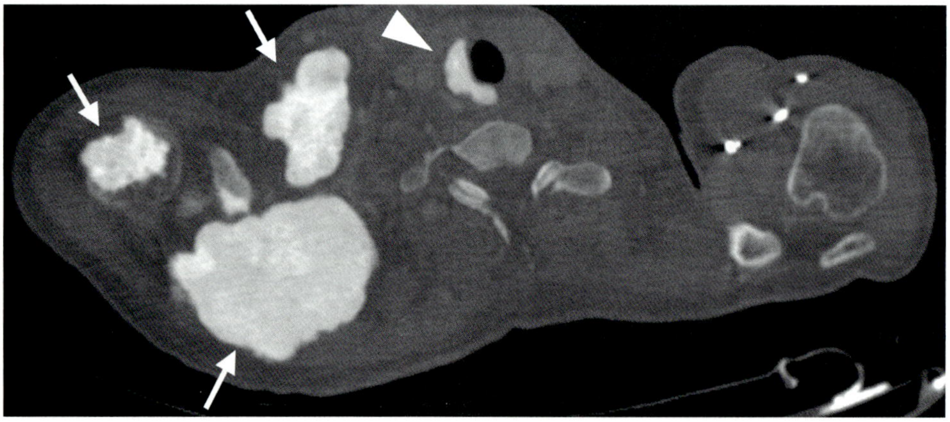

Fig. 23-3. Aumento da densidade e expansão de clavícula, úmero e escápula *(setas)*, bem como da cartilagem cricóidea à direita *(cabeça de seta)*, o que em termos de distribuição é bem típico desta doença. Notar que a lesão óssea não está associada à reação periosteal ou a componente de partes moles. Observar também o acometimento do úmero exclusivamente na sua porção lateral.

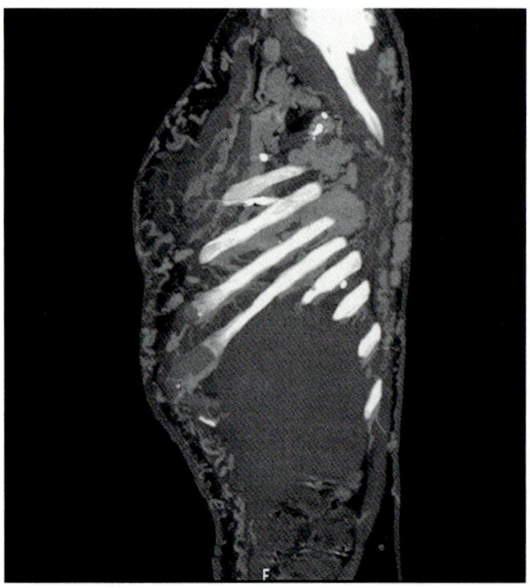

Fig. 23-4. Reformatação sagital mostrando a distribuição dos vasos anômalos localizados no hemicorpo direito.

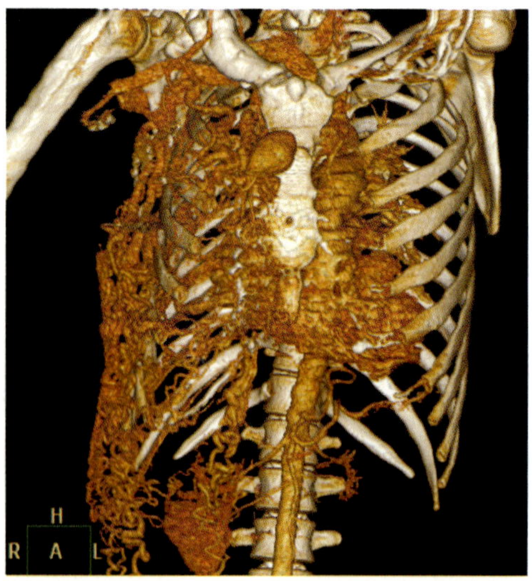

Fig. 23-5. Reconstrução em *volume rendering* evidenciando tanto as alterações ósseas como a extensão dos vasos anômalos.

DIAGNÓSTICO

Melorreostose associada a malformações vasculares.

DISCUSSÃO

A melorreostose é uma doença óssea rara descrita em 1922 por Léri e Joanny. O início dos sintomas comumente é na infância e em geral cursa com evolução rápida nas crianças e de forma mais arrastada nos adultos. Em aproximadamente 40-50% dos pacientes a doença já é evidente aos 20 anos.

Os dois sexos são afetados de maneira semelhante e não há evidências de hereditariedade.

É uma doença de etiologia desconhecida, mas algumas hipóteses, como lesão neural durante a embriologia, distúrbios vasculares e processo inflamatório, são possíveis teorias levantadas para explicação da doença.

Clinicamente, a melorreostosese inicia-se com alterações de partes moles, como, por exemplo, edema intermitente das articulações, eritema cutâneo, pigmentação anômala, fibrose, atrofia muscular e esclerodermia linear. Tais alterações em geral precedem as alterações ósseas. A doença freqüentemente cursa com deformidades e incapacitações, sendo dor e limitações de movimento mais comuns nos adultos.

O aspecto de imagem da melorreostose é bastante característico, notando-se distribuição das alterações ósseas em ossos correspondentes às áreas definidas por esclerótomos. Em geral é limitado a um membro, no qual um ou mais ossos podem ser acometidos. Os membros inferiores são mais comumente envolvidos do que os superiores. As alterações ósseas também podem ser encontradas em calota craniana, ossos da face, arcos costais e vértebras. As alterações encontradas em escápulas, clavículas e pelve são freqüentemente associadas às alterações no membro correspondente.

Hiperostose cortical é encontrada em um ou mais ossos relacionados. A aparência do osso acometido assemelha-se a "cera de vela derretida", como também é chamada. Calcificação e ossificação de partes moles também podem ser encontradas, em especial nas regiões para-articulares.

A melorreostose é relatada também em associação a outras doenças, como a esclerodermia linear, que é uma forma localiza da esclerodermia, na qual se observa uma área de esclerose linear da pele, na região das alterações ósseas. Outras associações como osteopoiquilose, neurofibromatose e esclerose tuberosa também foram relatadas.

No nosso caso, apresentamos a melorreostose associada a malformações vasculares, que são relatadas em 5% dos casos da doença. As alterações vasculares incluem malformações arteriovenosas, aneurismas, hemangiomas e linfangectasias, que geralmente acometem um hemicorpo e podem ou não estar restritas às áreas de alterações ósseas.

ACHADOS DE IMAGEM

Radiografia de tórax evidencia expansão e aumento da densidade óssea de úmero, clavícula e escápula, com aumento das partes moles no hemitórax direito. Notam-se também múltiplas molas de embolização e aumento da área cardíaca.

A tomografia computadorizada (TC) de tórax mostra múltiplas formações vasculares, serpiginosas, distribuídas exclusivamente pelo hemitórax direito, localizadas no subcutâneo e nos planos profundos das partes moles. Destaca-se a artéria torácica interna de calibre aumentado, assim como a veia ázigos e alguns ramos intercostais. Notam-se ainda aumento da área cardíaca e discreto espessamento pleural à direita.

As imagens tomográficas na janela óssea exibem aumento volumétrico, esclerose cortical e esponjoso da clavícula, escápula e porção lateral do úmero, assim como da cartilagem cricóidea à direita, com uma distribuição bastante característica desta doença. O aspecto da hiperostose óssea também é chamado de "cera de vela derretida".

DIAGNÓSTICO DIFERENCIAL

Por ter um aspecto típico, e principalmente pela distribuição característica em esclerótomos, os diagnósticos diferenciais da melorreostose ficam bastante reduzidos, sendo que o principal deles é o osteossarcoma parosteal. Outras doenças que cursam com hiperostose óssea, como osteopetrose, doença de Paget e metástases, não apresentam distribuição em esclerótomos como na melorreostose.

LEITURAS RECOMENDADAS

Brown RR, Steiner GC, Lehman WB. Melorheostosis: case report with radiologic–pathologic correlation. *Skeletal Radiol* 2000;29:548-552.

Donald R. *Diagnosis of bone and joint disorders*. 3rd ed. Philadelphia: WB Saunders, 1995. v. 5.

Kalbermatten NT, Vock P, Rüfenacht D, Anderson SE. Progressive melorheostosis in the peripheral and axial skeleton with associated vascular malformations: imaging findings over three decades. *Skeletal Radiol* 2001;30:48-52.

QUADRO CLÍNICO

Paciente de 25 anos, sexo masculino. Apresenta aumento progressivo do volume da região das nádegas, bilateralmente, mais acentuado à esquerda, associado à dor local.

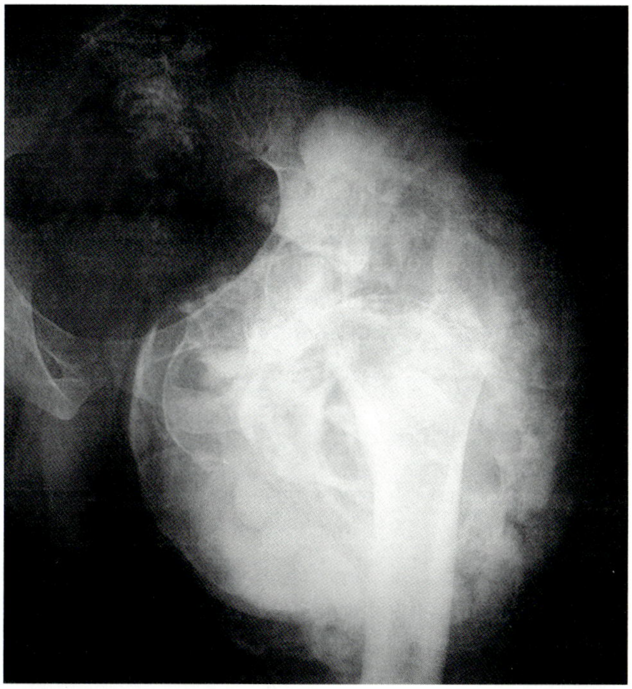

Fig. 24-1. RX do quadril esquerdo.

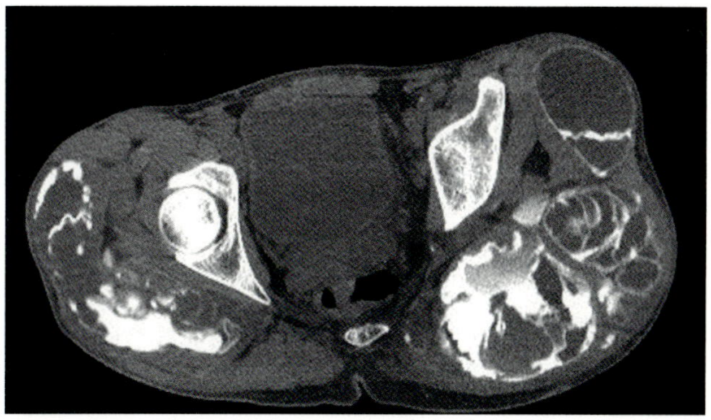

Fig. 24-2. Tomografia computadorizada: imagem axial da bacia.

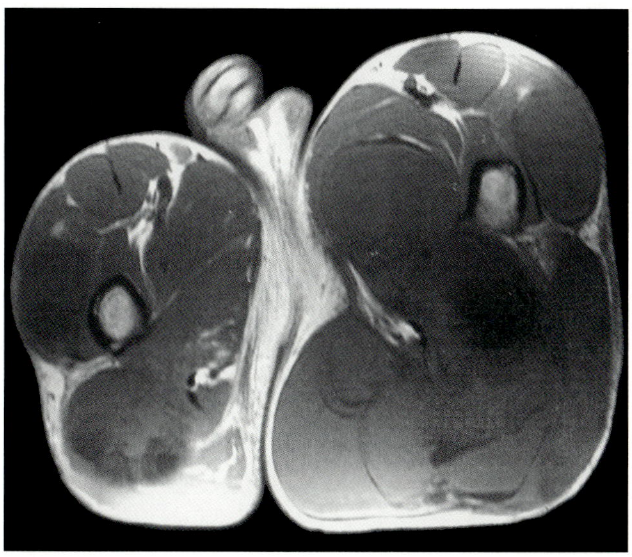

Fig. 24-3. Ressonância magnética: imagem axial da bacia ponderada em T1.

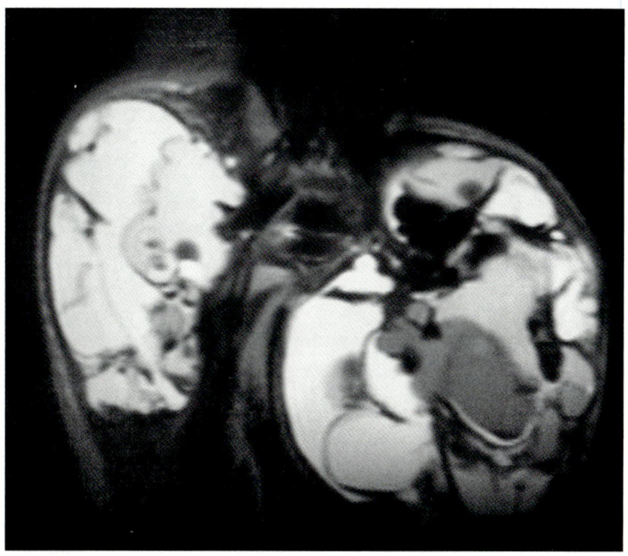

Fig. 24-4. Ressonância magnética: imagem coronal da bacia ponderada em T2.

CASO 24

Hamilton Shoji

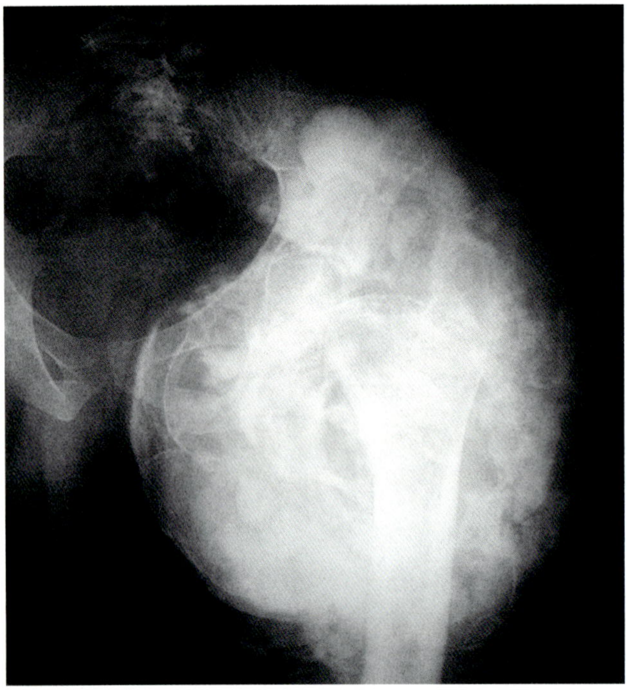

Fig. 24-1. Extensa massa radiodensa na projeção do quadril esquerdo, multilobulada.

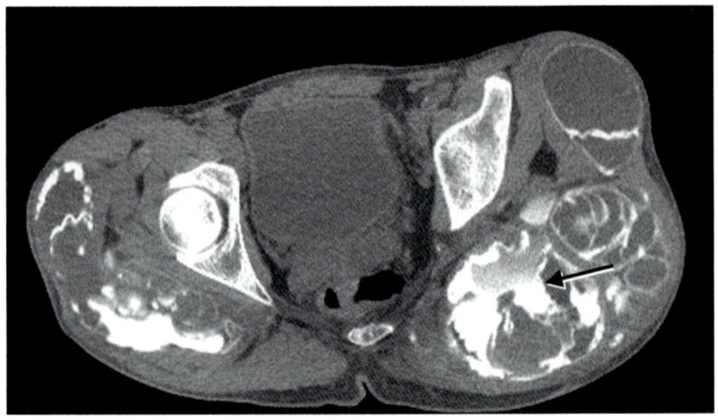

Fig. 24-2. Massa complexa de partes moles, peri-articular, com componenetes císticos e cálcicos, observando-se cistos com nível líquido-líquido (seta).

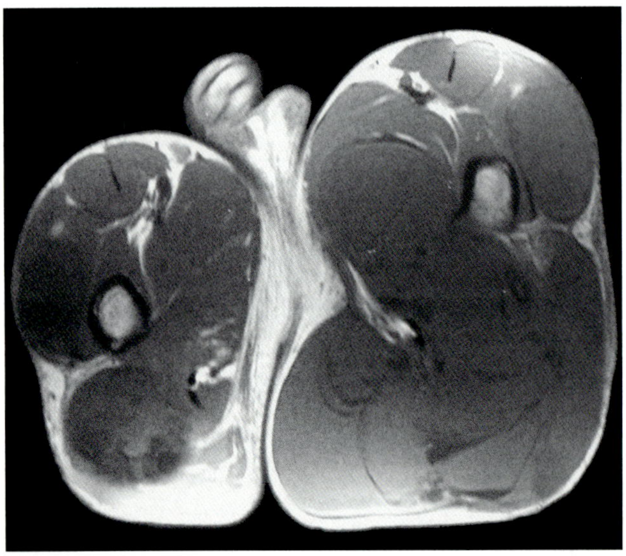

Fig. 24-3. Extensa lesão de partes moles, de baixo sinal, sem comprometimento ósseo.

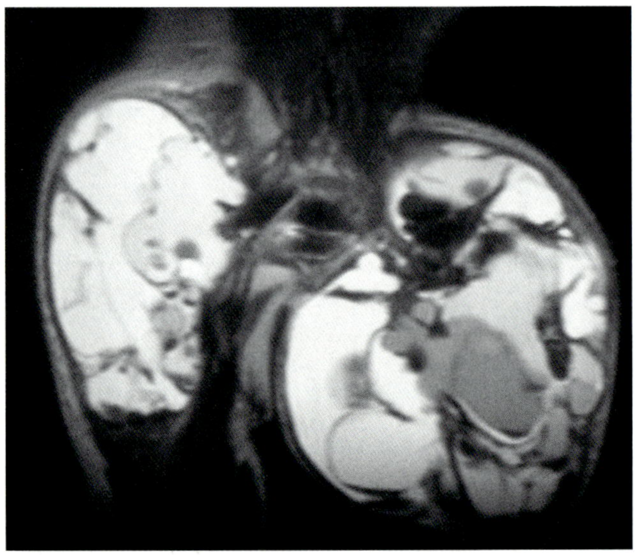

Fig. 24-4. Grande lesão de partes moles multilobulada composta por múltiplos cistos de sinal heterogêneo.

DIAGNÓSTICO

Calcinose tumoral.

DEFINIÇÃO DA DOENÇA

A calcinose tumoral é uma doença metabólica, de caráter hereditário, causada por distúrbio da regulação dos níveis séricos de fosfato e caracterizada por massiva calcinose de tecidos moles periarticulares e hiperfosfatemia.

ASPECTOS ANATOMOPATOLÓGICOS

O aspecto cirúrgico é comumente de lesões multicísticas, com conteúdo leitoso amarelo-esbranquiçado, cuja análise bioquímica revela cristais de hidroxiapatita de cálcio, carbonato de cálcio amorfo e fosfato de cálcio.

Os achados ao exame histopatológico são grânulos de cálcio encapsulados ou cercados por tecido fibrótico e infiltrado inflamatório, particularmente tecido epitelióide e células gigantes multinucleadas.

ASPECTOS CLÍNICOS E LABORATORIAIS

Com maior incidência em descendentes africanos, o quadro clínico inicia-se e tem maior progressão nas duas primeiras décadas de vida, manifestando-se como uma única ou múltiplas massas indolores em região periarticular, particularmente em região bursal de superfícies extensoras. Em ordem decrescente, as articulações mais acometidas são coxofemoral, cotovelo, ombro, pé e punho. Em geral são assintomáticas, mas as de longa evolução podem ulcerar e liberar o conteúdo leitoso já descrito.

Os marcadores laboratoriais são de fundamental importância para o diagnóstico diferencial. Na calcinose tumoral, há, em geral, como única alteração os altos níveis séricos de fosfato, sendo normais os níveis de cálcio, paratormônio e marcadores reumatológicos (fator antinúcleo, anti-S, anticentrômero), além de função renal preservada. Podem estar normais ou aumentados os níveis de 1,25-diidroxivitamina D.

ACHADOS DE IMAGEM

Radiografia convencional (RX): calcificações periarticulares amorfas, císticas, multilobuladas, que podem demonstrar nível líquido.

Tomografia computadorizada (TC): melhor delimitação das lesões calcificadas, com demonstração de cistos e seu conteúdo. Nível líquido-líquido por sedimentação de cálcio pode sugerir maior predisposição ao crescimento das lesões (sinal da "sedimentação"); aparência mais homogênea sugere menores taxa de metabolismo e potencial de desenvolvimento.

- Ressonância magnética (RM):
  - T1 – lesões heterogêneas com baixo sinal.
  - T2 – hipossinal difuso, ou padrão nodular de alto sinal permeado por áreas de alto sinal e *signal void* (sugestivo de hemorragia).

DIAGNÓSTICO DIFERENCIAL

- Tumores:
  - Osteossarcoma: primário de partes moles ou emergindo da superfície cortical óssea.
  - Sarcoma sinovial: calcificações em parte da massa tumoral.
- Doenças degenerativas:
  - Tendinite cálcica.
  - Bursite cálcica.
- Calcificações distróficas:
  - Miosite ossificante/ossificação heterotópica.
- Doenças do tecido conjuntivo:
  - Esclerose progressiva sistêmica.
  - Doença mista do tecido conjuntivo.
  - Dermatomiosite.
  - Polimiosite.
  - Lúpus eritematoso sistêmico (LES).
- Distúrbios metabólicos:
  - Hiperfosfatemia: insuficiência renal crônica.
  - Hipercalcemia: hiperparatireoidismo primário, hipervitaminose D.
  - Hiperuricemia: tofo gotoso.

LEITURAS RECOMENDADAS

Fukumoto S. Physiological Regulation and Disorders of Phosphate Metabolism – Pivotal Role of Fibroblast Growth Factor 23. *Internal Medicine* 2008;47:337-343.

Martinez S *et al.* Imaging of tumoral calcinosis: new observations. *Radiology* 1990;174:215-222.

Olsen KM, Chew FS. Tumoral calcinosis: pearls, polemics, and alternative possibilities. *Radiographics* 2006;26:871-885.

QUADRO CLÍNICO

Paciente de 25 anos, sexo masculino. Apresenta dor em região de retropé esquerdo há 1 ano, sem história anterior de trauma ou cirurgias. Ao exame físico apresenta dor em retropé associada à limitação importante de inversão e eversão do pé esquerdo.

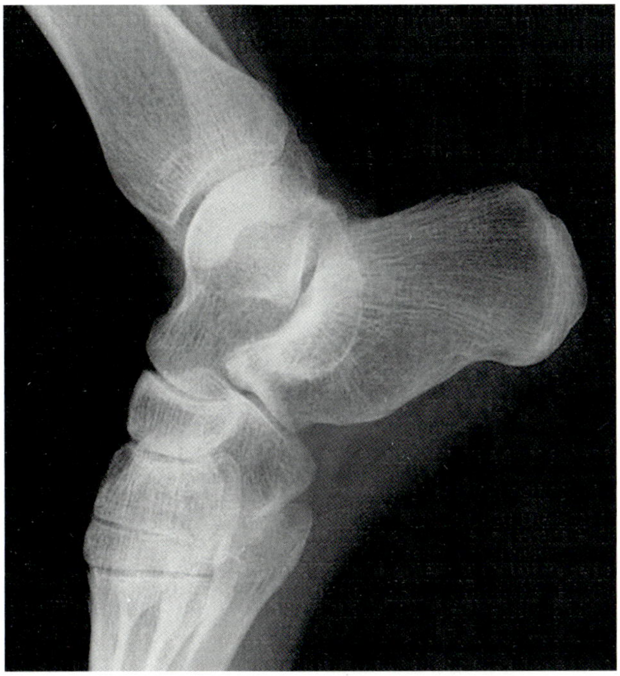

Fig. 25-1. Radiografia simples do tornozelo em perfil.

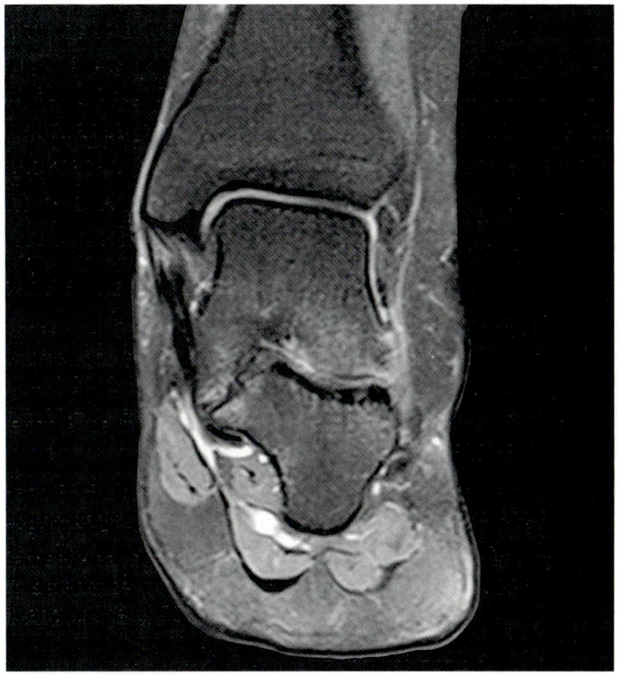

Fig. 25-2. RM: imagem coronal ponderada em T2 com saturação de gordura.

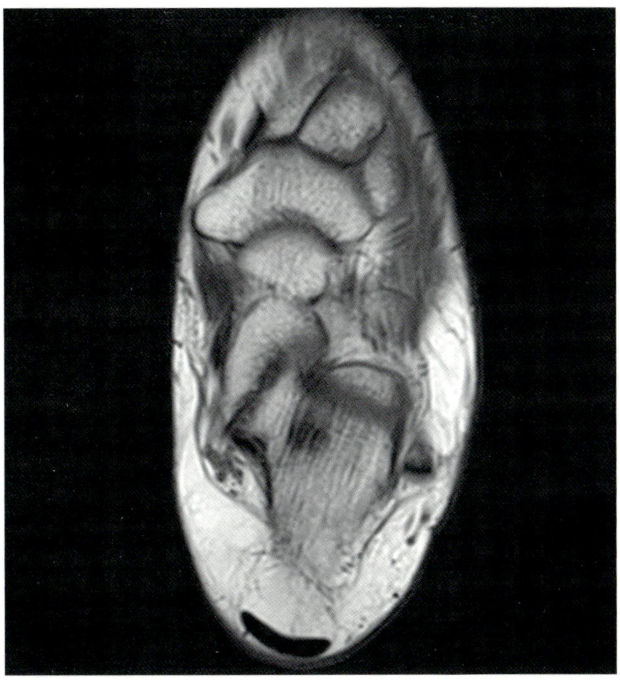

Fig. 25-3. Ressonância Magnética: imagem axial ponderada em T1.

CASO 25

Marcelo Campos Barbetta

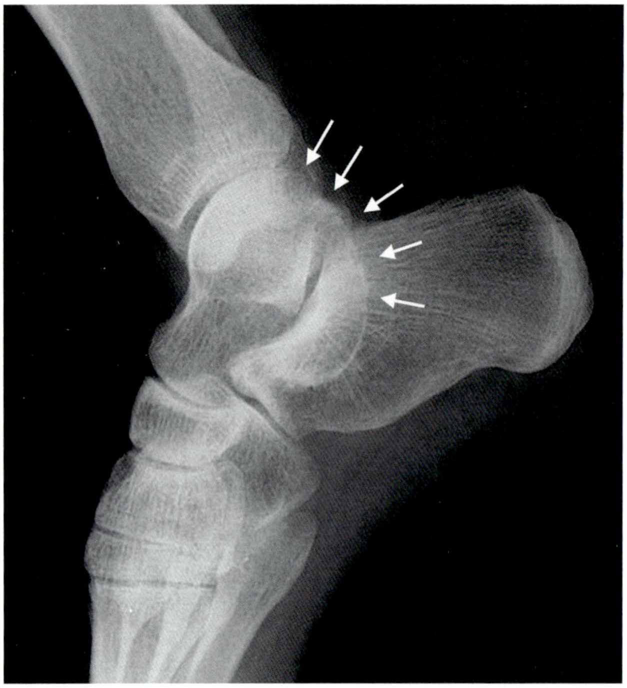

Fig. 25-1. Radiografia em perfil do tornozelo demonstra o sinal do "C" (setas).

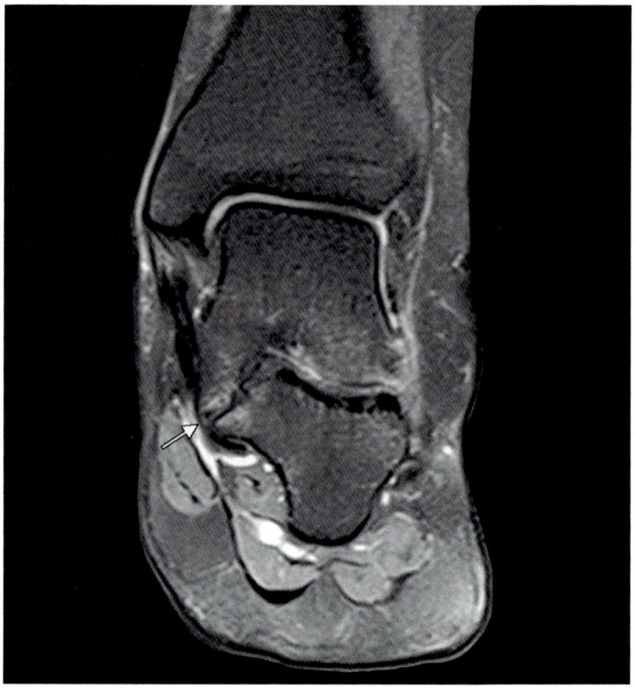

Fig. 25-2. Redução da espessura articular subtalar média com irregularidades, verticalização do sustentáculo do tálus e edema ósseo (seta).

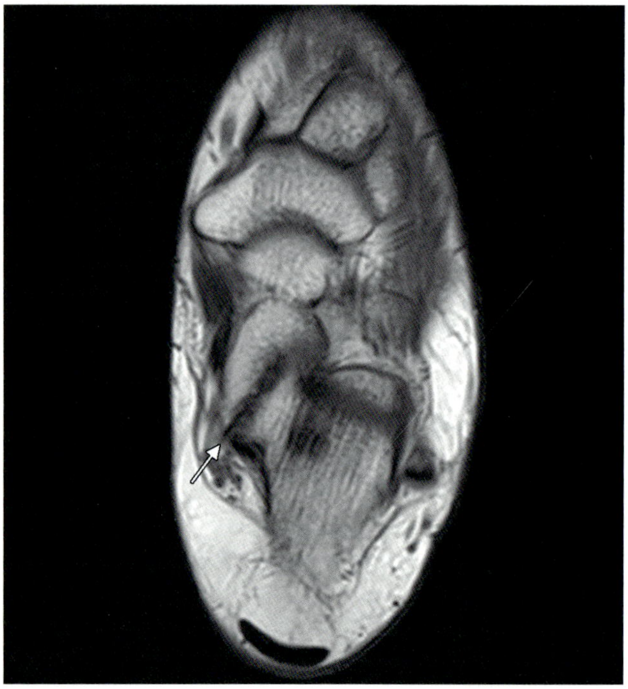

Fig. 25-3. Redução da espessura articular subtalar média com irregularidades associada à verticalização do sustentáculo do tálus (seta).

DIAGNÓSTICO
Coalizão talocalcânea.

DEFINIÇÃO DA DOENÇA
A coalizão tarsal caracteriza-se pela **fusão anormal**, completa ou incompleta, **entre dois ou mais ossos do tarso**, tendo sido descrita pela primeira vez por Buffon, em 1789.

Quando congênita, decorre da **falha na segmentação e diferenciação do mesênquima** primitivo com perda da adequada formação articular.

ASPECTOS ANATOMOPATOLÓGICOS
A coalizão talocalcânea pode comprometer as facetas articulares posterior, média e anterior, sendo o envolvimento da faceta média a localização mais comum.

Quanto ao tipo de coalizão, podem ser classificadas em sincondrose (cartilaginosa), sindesmose (fibrosa) ou sinostose (óssea), conforme pode ser observado em pacientes submetidos à cirurgia para ressecção da barra óssea.

ASPECTOS CLÍNICOS E LABORATORIAIS
As coalizões podem ocorrer entre quaisquer ossos do tarso. As coalizões talocalcâneas e calcaneonaviculares são as mais freqüentes. Em virtude da fusão óssea há redução da mobilidade articular do retropé e, secundariamente, sobrecarga das articulações adjacentes com conseqüentes inflamação e dor, não sendo rara a degeneração articular. A dor localizada no seio do tarso é a queixa clínica mais freqüente. Os sinais clínicos mais evidentes são a deformidade em valgo do retropé, a abdução do antepé, o colapso do arco longitudinal e a limitação na mobilidade articular subtalar e espasticidade dos tendões fibulares. O diagnóstico da coalizão tarsal deve ser feito com base na história clínica, no exame físico e nos exames por imagem.

ACHADOS DE IMAGEM
A radiografia em perfil do tornozelo é o primeiro método de imagem indicado na avaliação de pacientes com hipótese de coalizão tarsal. A redução do espaço articular com irregularidades e a esclerose subcondral são considerados sinais diretos para o diagnóstico mas são encontrados apenas tardiamente na evolução natural da doença. A literatura médica amplamente explicita a importância de dois sinais radiográficos tanto em virtude da sua frequência, quanto pelo fato de que podem surgir mais precocemente: o sinal do "C" (Figura 25-1) e o bico talar dorsal.

Tanto a tomografia computadorizada (TC) quanto a ressonância magnética (RM) são métodos acurazes no diagnóstico da coalizão talocalcânea. Os sinais diretos são a redução do espaço articular com irregularidades e edema ósseo (Figuras 25-2 e 25-3). No caso da coalizão subtalar média também se observa verticalização do sustentáculo talar. A ressonância magnética é de grande valia na exclusão de anormalidades cartilaginosas e de partes moles que podem determinar sintomas superponíveis aos da coalizão tarsal.

DIAGNÓSTICO DIFERENCIAL
A coalizão talocalcânea deve ser lembrada entre as causas de dor na região posterior dos pés como fraturas, osteoartrose, síndromes degenerativas, esporões, deformidades congênitas e tendinopatias crônicas. No entanto, os sinais radiológicos diretos e indiretos de coalização tarsal são específicos e o seu conhecimento será essencial para fazer este diagnóstico diferencial.

LEITURAS RECOMENDADAS
Kendrick JI. Tarsal coalitions. *Clin Orthop* 1972;85:62-63.

Kim SH. The C sign. *Radiology* 2004;223:756-757.

Wechsler RJ, Schweitzer E, Deely M, David HB, Pizzutillo D. Tarsal coalition: depiction and characterization with CT and MR imaging. *Radiology* 1994;193:447-452.

MINHAS ANOTAÇÕES

QUADRO CLÍNICO

Paciente de 28 anos, sexo masculino, refere dor difusa e intermitente no joelho direito há 2 meses. Ao exame físico, suspeita de lesão meniscal. Solicitados, inicialmente raios X (RX) e, posteriormente, ressonância magnética (RM).

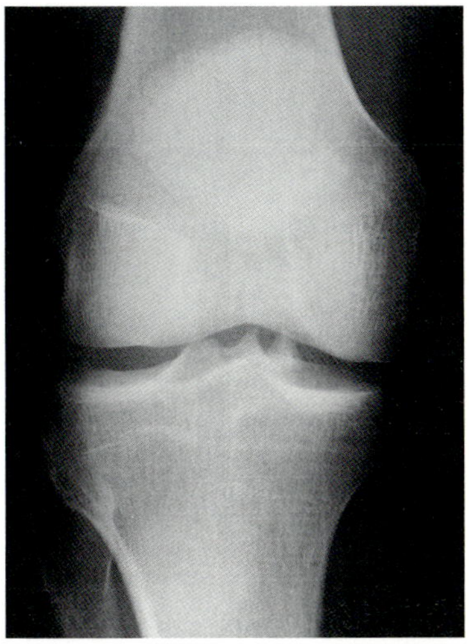

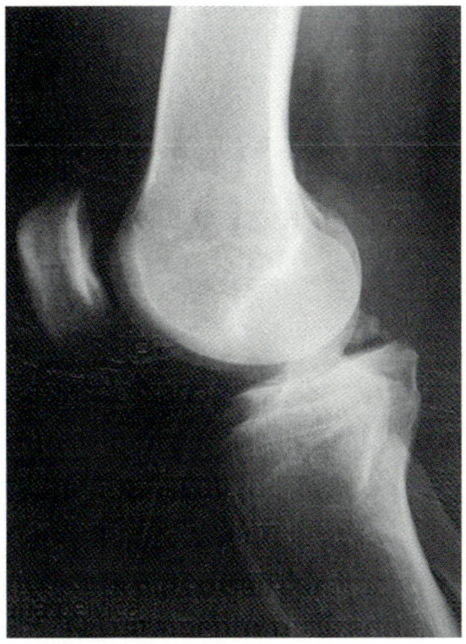

Figs. 26-1 e 26-2. Radiografia do joelho: incidências póstero-anterior e perfil.

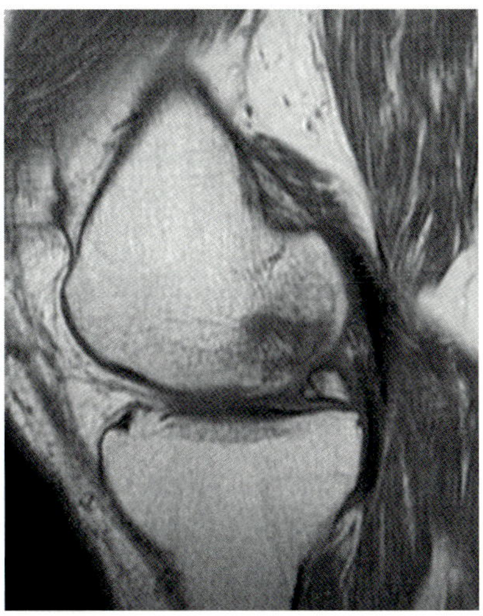

Fig. 26-3. RM: imagem sagital ponderada em T1.

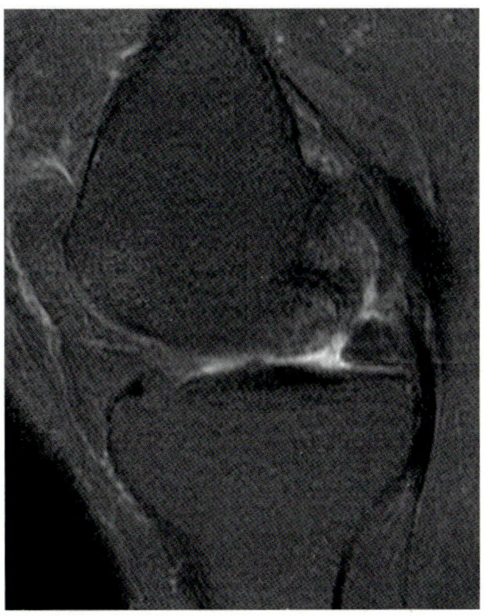

Fig. 26-4. RM: imagem sagital ponderada em T2 com saturação de gordura.

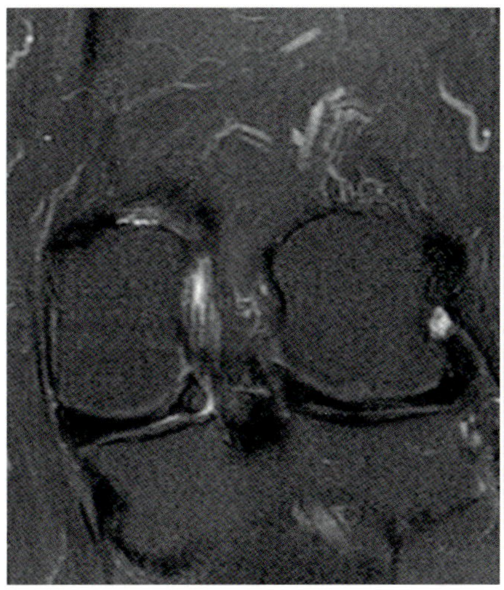

Fig. 26-5. RM coronal ponderada em T2 com saturação de gordura.

CASO 26

Andrei Skromov de Albuquerque

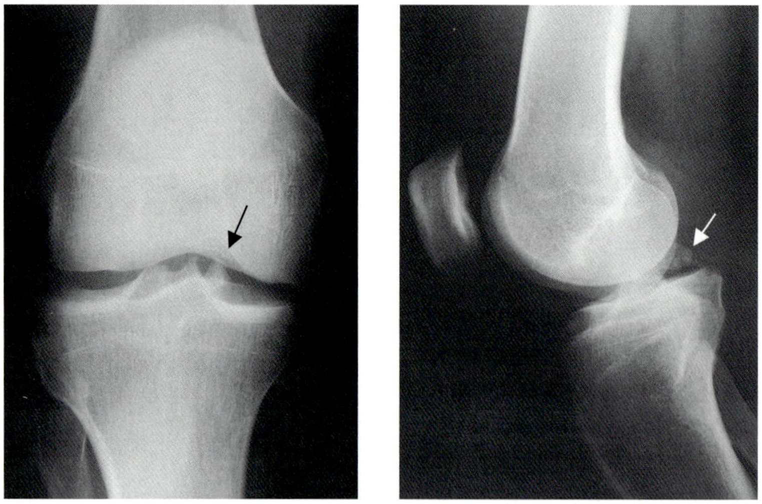

Figs. 26-1 e 26-2. Estrutura ossificada no aspecto posterior da articulação femorotibial medial (setas).

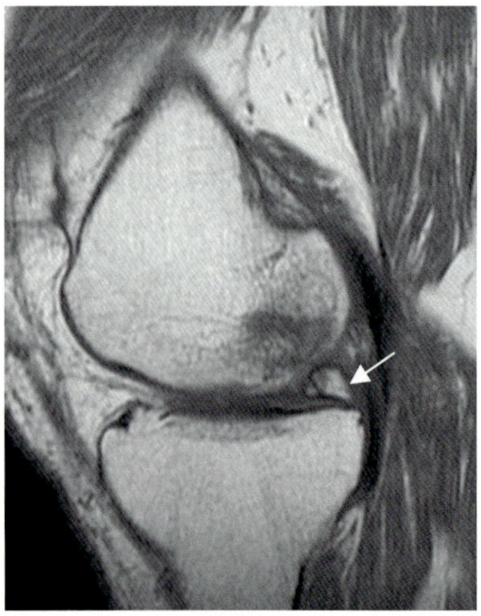

Fig. 26-3. Imagem arredondada com sinal de gordura no interior do corno posterior do menisco medial (seta).

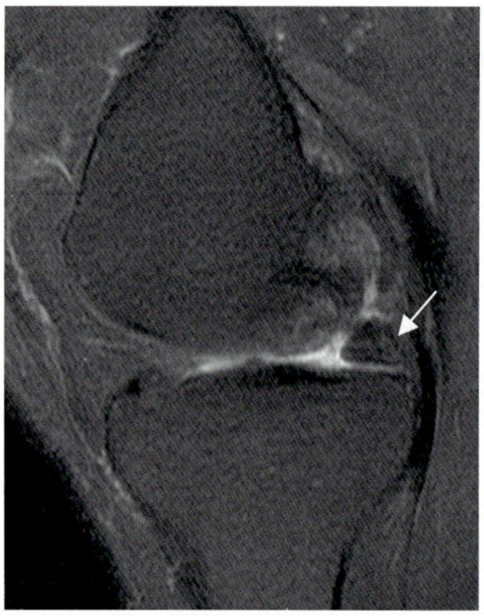

Fig. 26-4. Imagem arredondada intrameniscal apresenta queda do seu sinal com a saturação do sinal da gordura (seta).

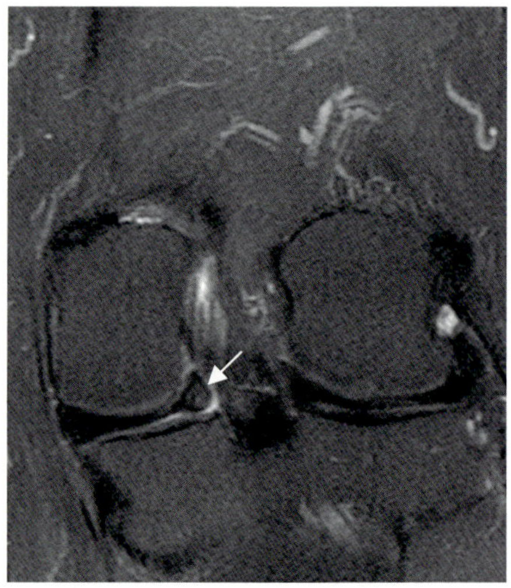

Fig. 26-5. Confirmação da localização intrameniscal da estrutura ossificada (seta).

DIAGNÓSTICO

Ossículo meniscal.

DEFINIÇÃO DA DOENÇA

Estrutura ossificada localizada no interior do menisco.

ASPECTOS CLÍNICOS E EPIDEMIOLÓGICOS

É uma lesão rara, sendo encontrada em cerca de 0,15% dos exames de ressonância magnética (RM) de joelho. Acomete predominantemente homens jovens e geralmente está localizada no corno posterior do menisco medial.

A origem da lesão não é bem estabelecida, sendo mais aceitas duas teorias: a evolutiva, que considera o ossículo uma estrutura remanescente, tendo em vista que é freqüentemente encontrado em roedores e primatas; e a pós-traumática, que decorreria de metaplasia ou avulsão de fragmento ósseo, o que explicaria a sua localização mais freqüente, tendo em vista que o corno posterior do menisco medial é fortemente fixo ao platô tibial, o que o torna menos móvel e mais propenso a lesões.

A principal manifestação é dor difusa no joelho, intermitente e inespecífica. Raramente causa bloqueio articular.

Por vezes o ossículo meniscal é assintomático e é diagnosticado como um achado de exame.

ASPECTOS ANATOMOPATOLÓGICOS

É uma estrutura óssea composta por medula amarela, trabeculado e cortical ósseos, recoberta por cartilagem hialina.

ACHADOS DE IMAGEM

Aos raios X (RX), observa-se estrutura ossificada no espaço articular do joelho. Se disponível fluoroscopia, observa-se que a estrutura não se move às manobras de mobilização.

À tomografia computadorizada (TC), observa-se estrutura ossificada na topografia meniscal. A artrotomografia é útil para melhor caracterização da localização da estrutura no interior do menisco.

À RM, dois achados são determinantes no diagnóstico: a localização intrameniscal de estrutura com sinal semelhante ao osso e a queda de sinal da estrutura na seqüência T2 com saturação de gordura, indicando a presença de medula amarela.

DIAGNÓSTICO DIFERENCIAL

O principal diagnóstico diferencial faz-se com o corpo livre articular, o que geralmente é de tratamento cirúrgico.

Podem-se considerar ainda, no diferencial, condrocalcinose, osteocondromatose sinovial e displasia epifisária hemimélica (doença de Trevor).

LEITURAS RECOMENDADAS

Kaushik S, Erickson JK, Palmer WE *et al.* Effect of Chondrocalcinosis on the MR Imaging of Knee Menisci. *Am J Roentgenol* 2001 Oct.;177:905-909.

Martinoli C, Bianchi S, Spadola L, Garcia J. Multimodality imaging assessment of meniscal ossicle. *Skeletal Radiol* 2000 Aug.;29(8):481-4.

Schnarkowski P, Tirman PF, Fuchigami *et al.* Meniscal ossicle: radiographic and MR imaging findings. *Radiology* 1995 July;196(1):47-50.